El arte del masaje terapéutico

Yuber Calzadilla

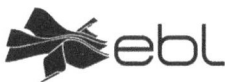

ebl

El arte del masaje terapéutico

Primera edición: 2023

ISBN: 9781524318550
ISBN eBook: 9781524328535

© del texto:
   Yuber Calzadilla

© de la maquetación, el diseño y la producción
   de esta edición: 2023 EBL

A mis pacientes, que me han motivado
a escribir este libro, con la intención
de compartir mis conocimientos
en las técnicas básicas del masaje terapéutico
desarrolladas en la práctica profesional,
donde he aplicado diferentes manipulaciones
para el bienestar de las personas,
consiguiendo óptimos resultados de relajación,
disminución del estrés, ansiedad y depresión.

Deseo sean de gran utilidad y los animo
a continuar con el aprendizaje y desarrollo
de esta profesión milenaria.
No pretendo méritos ni reconocimientos,
solo aspiro a, siguiendo mi condición natural,
poder transmitir lo que ustedes mismos
me han enseñado.

Yuber Calzadilla PhD.
Medicina Alternativa

Introducción

De hacerse una competencia para descubrir la terapia actual más antigua, de seguro ganaría la terapia manual. Es innegable que el masaje ha sido siempre un método curativo, ahora bien, ¿podría decirse que realmente funciona en el siglo XXI?, ¿estamos preparados para romper todos los paradigmas existentes y decir por vivencias y experiencias que el masaje tiene efectos terapéuticos?, ¿que trasciende lo físico, psicológico y espiritual?

Les puedo decir con propiedad que la idea de poder aliviar a los enfermos a través del contacto viene desde la antigüedad, desde hace más de 3000 años, de acuerdo a los aportes en esta materia de países como China, India, Egipto, Grecia, Japón, entre otros. También se complementa por el legado de Hipócrates (500 a.C.), padre de la medicina, quien acostumbraba a prescribir a sus enfermos tratamientos de fricción, buena dieta, ejercicios, dormir y oír música, donde su sistema de curación era más holístico que convencional.

El masaje es una actividad terapéutica y podría decirse que es, también, un arte que, combinado con la ciencia, logra muy buenos beneficios, como la reducción o eliminación del estrés, ansiedad, depresión leve, problemas circulatorios y musculares, entre otros, por tanto, podemos afirmar que son efectivos en pleno siglo XXI. He tenido la oportunidad de comprobar todo esto en el trabajo que realizo con mis pacientes, a quienes he aliviado y mejorado su calidad de vida.

En este libro empiezo realizando una presentación general donde se informa al lector sobre los aspectos fundamentales del masaje, así como algunas orientaciones y recomendaciones de cómo debe ser un profesional que realiza los masajes terapéuticos, el ambiente y equipo de trabajo, el trato a los pacientes, familiares, amigos y parejas, el respeto, la moralidad y la ética.

Posteriormente, continúo explicando las técnicas de cómo se realizan los masajes terapéuticos en cada una de las partes del cuerpo humano, haciendo uso de figuras ilustrativas o imágenes. Y culmino explicando de manera breve algunas enfermedades, y cómo realizar los masajes y sus contraindicaciones.

El masaje funciona, mejora, alivia, y mientras el ser humano tenga manos, las va a seguir usando a través del contacto para dar mejor calidad de vida a las personas que lo requieran.

Historia del masaje relajante

El masaje siempre ha existido, podríamos incluso decir que, desde el comienzo de la vida. Esto lo podemos deducir mediante la observación del comportamiento de los animales, un ejemplo es la forma en que se alivian el dolor por medio de frotamiento y roce, con lo cual, no solo los seres humamos usan una técnica de masajes para aliviar dolores, sino que esta ha existido desde siempre en la vida de algunos seres vivos.

Partiendo de tal premisa, es importante conocer sobre los siguientes antecedentes históricos, que nos permitirán conocer sobre los inicios de estas prácticas milenarias:

• China (2700 a.C.): Por primera vez se menciona esta técnica en el libro de medicina tradicional china, titulado *El libro clásico de medicina interna del emperador amarillo*, publicado en el siglo XX, el cual se ha convertido en literatura fundamental para el masajista.

- Egipto (2500 a.C.): Los antiguos egipcios desarrollaron la técnica de la reflexología, terapia que puede aliviar el estrés, su enfoque versa en que todos los órganos de cuerpo se reflejan en los pies.

- India (1500 a.C.): La medicina ayurveda menciona que deben estar conectados la mente, el cuerpo y el espíritu, para lograr una buena salud (base primordial de este libro, siendo mejor, de esta forma, el éxito del masajista, ya que no hablamos de que constituye por sí solo el masaje una medicina milagrosa).

- Japón (1000 a.C.): Los monjes budistas japoneses estudiaban en China la modalidad *tui na* (agarrar), múltiples técnicas que se aplican sobre los puntos energéticos, los cuales se codificaron, originando la modalidad *shiatsu* (presión con los dedos).

- Grecia (800-700 a.C.): Trataban los nudos formados en el tejido muscular del cuerpo por medio de frotamientos terapéutico (los antiguos griegos practicaban la cultura física), por esta razón, el masaje era algo común.

- Hipócrates (500 a.C.): Padre de la Medicina, su legado continúa hasta el día de hoy, acostumbraba a prescribir tratamientos de fricción, buena dieta, ejercicios, dormir y música. Su sistema de curación era más holístico que convencional.

- Per Henrik Ling (1776-1839): Instructor y uno de los pioneros en la terapia física, buscaba lograr que la educación física se reconociera como una asignatura. Creador del masaje sueco.

- Masaje Moderno (1800) hasta nuestros días: Per Henrik Ling diseñó un programa terapéutico donde incluye ejercicios, masajes y sauna.
- Johann Georg Mezger (1838-1909): Médico y gimnasta, de origen holandés, discípulo de Ling, quien desarrolló las ideas de este, estudiando el masaje independiente de la gimnasia. También muchos le atribuyen ser el creador del masaje sueco.

Visto lo anterior, y con una idea generalizada de los antecedes de estas prácticas y terapias con masajes, también es importante acotar que es necesario conocer sobre los orígenes etimológicos, objetivos, procedimientos, indicaciones y contraindicaciones, entendiendo que estos conocimientos y formaciones nos encaminarán a lograr la experiencia necesaria para llegar a ser terapeutas con éxito, creando confiabilidad entre nuestras parejas, hijos, familiares y amigos, quienes recurrirán a nosotros para ayudarlos, aliviarlos y calmar sus tensiones y dolores a través del masaje.

Los orígenes etimológicos de la palabra «masaje» provienen de la palabra *massage*, en francés, del *masser*, que significa «amasar». Desde la antigüedad se muestran dos teorías: *massa*, una que viene del latín y a su vez proviene de Grecia, y la otra teoría que viene de la raíz árabe *mas*, que significa «tocar o palpar», ambas se refieren a una técnica manual de contacto y manipulación tanto del cuerpo humano como del animal. La palabra «relajante» viene del latín *relaxare*, y significa «aflojamiento intenso».

Estas dos palabras y su origen etimológico nos indican claramente que el masaje es un método de valoración y tratamiento manual de las partes del cuerpo humano que presenten dolores musculares, o bien sean susceptibles a la tensión muscular, siendo nuestro objetivo mejorar o reducir estas dolencias, eliminar esas tensiones, mejorar la circulación sanguínea y linfática, aliviar estrés, la ansiedad, así como otras afecciones de la vida cotidiana.

Es importante resaltar que en este libro nos enfocaremos en el masaje relajante, ese que actualmente encontramos en diversas ofertas y publicaciones de masajes a través de redes sociales u otros medios impresos.

Medicina ayurveda

Es la medicina tradicional, originada en India, cuyo fundamento versa en la unificación de cuerpo, mente y espíritu. La palabra «ayurveda», proviene del sanscrito *ayuh*, que significa «vida», y *veda*, que significa «ciencia o conocimiento». Su práctica tiene muchos beneficios para aliviar síntomas y mejorar la calidad de vida, logrando el equilibrio entre nuestro cuerpo, mente y espíritu. Se enfoca en la buena salud y en la prevención de enfermedades a través de la práctica de un estilo de vida bajo tratamientos con masajes, yoga, meditación y buena alimentación, centrando su objetivo en tratar al paciente y no a la enfermedad.

El cuerpo del ser humano es energía que fluye por el organismo, vivimos y sentimos de acuerdo con esta energía interna. Estas energías mantienen el equilibrio, la tranquilidad y la paz de nuestro ser, haciéndonos personas felices, por lo que es de suma importancia mantener los centros energéticos alineados a través de la espina dorsal, girando en dirección de las agujas del reloj, llamados «chakras» (ver figura 1).

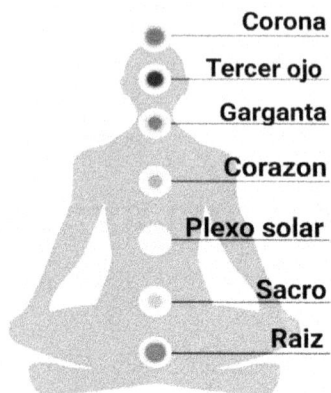

Figura 1. Centros energéticos alineados, chakras.

Definición del masaje terapéutico

El masaje es una actividad terapéutica, también podríamos decir que es un arte científico donde previamente se hace un sistema de evaluación, realizando una aplicación sistemática y manual, mediante el uso de diferentes técnicas para el tejido blando superficial de la piel, músculos, tendones, ligamentos y fascia, así como de las estructuras que se encuentran dentro del tejido superficial, utilizando las manos, los pies, rodilla, brazo, codo y el antebrazo.

La técnica manual es la aplicación sistemática del tacto, caricias (*efflourage*), fricción, vibración, percusión, amasado (*petrissage*), estiramiento, compresión o movimiento articular activo y pasivo dentro del rango de movimiento fisiológico normal. Estas técnicas las explicaremos más adelante, ya que, de su conocimiento, dependerá el éxito del buen masaje terapéutico que estaremos aplicando a nuestros familiares y amigos.

También en un masaje terapéutico podemos incluir aplicaciones complementarias, como el uso de compresas de agua fría y caliente, con el fin de establecer y mantener una buena salud y condición física, normalizando y mejorando el tono muscular, promoviendo y logrando la relajación, así como estimular la circulación, produciendo efectos terapéuticos en los sistemas respiratorio y nervioso, y haciendo interacción entre todos los sistemas del cuerpo, como lo es el sistema sanguíneo, el sistema linfático, entre otros.

Estos efectos previstos, se logran a través de las conexiones fisiológicas energéticas, y de mente/cuerpo (mente, cuerpo y espíritu), en un entorno seguro y holístico, y no de ámbito sexual, respetando el resultado autodeterminado del cliente en las sesiones de masajes.

A quién va dirigido
el masaje relajante

Todas las personas son susceptibles y capaces de recibir un masaje relajante, siempre que sea su deseo, le guste esta técnica o le resulte agradable, pero especialmente es recomendado para todos aquellos individuos que estén sanos, no quiere decir esto que ciertas personas enfermas o con alguna condición no puedan recibir un masaje relajante, claro está que este tipo de personas siempre deben consultar y ser autorizados con su médico, pero vale resaltar que el masaje siempre va dirigido a aquellas personas que se encuentran sometidos a gran presión personal o laboral, situaciones de tensión, estrés, ansiedad, depresión leve o problemas circulatorios y/o musculares (cervicalgias, dorsalgias o lumbalgias) leves. **En ningún caso el masaje relajante puede ni debe sustituir un tratamiento o visita médica.**

Beneficios del masaje relajante:

Podemos nombrar los siguientes:

* Reduce el estrés y aumenta la relajación.
* Reduce el dolor y la inflamación y tensión muscular.
* Mejora la circulación sanguínea y linfática.
* Mejora el aporte de oxígeno a los tejidos.
* Disminuye la frecuencia cardiaca y la presión arterial.
* Mejora la función inmunológica. El sistema inmunológico que se concentra en la médula ósea y timo, donde es su nacimiento, se encuentra en las amígdalas, adenoides, placas de Peyer, hígado, bazo y ganglios. Se encarga de vigilar, detectar cualquier organismo extraño que entre en nuestro cuerpo para dañarlo y enfermarlo, defiende el cuerpo de virus, bacterias y otros agentes.

Nota:

Adenoides: son parches de tejido en la parte alta de la garganta, detrás de la nariz.

Las placas de Peyer: son regiones que se sitúan bajo la mucosa gastrointestinal, en el intestino delgado, parecido a los folículos linfoides en las amígdalas de la faringe.

Pudiéramos escribir un libro acerca de los beneficios del masaje relajante, pero también lo podríamos resumir en pocas palabras «**aumentan la producción de endorfina**, sustancia que elabora el cuerpo que puede aliviar el dolor y dar sensación de bienestar y **las llamadas hormonas de la felicidad**».

Contraindicaciones

La contraindicación es la condición que hace que el tratamiento sea inapropiado o indeseable, requiere mucha precaución, debe ser supervisado, y, bajo ningún concepto, se debe diagnosticar.

En este libro mostraremos técnicas que son muy seguras para realizar masajes relajantes terapéuticos, de todas formas, debemos saber que no se deben dar masajes en áreas del cuerpo que presenten moretones, heridas y cortaduras abiertas, ni donde existan edemas o hinchazón causada por exceso de líquidos acumulados en los tejidos del cuerpo, áreas sensibles y rojas, varices o venas varicosas por la inflamación.

Es importante acotar que cuando trabajamos con personas hipertensas, el masaje elevará levemente la presión arterial durante la sesión, la que disminuirá cuando finalizamos la misma.

No realice sesiones de masaje en personas con gripe o con fuerte resfriados, aun cuando hay personas que se dan pequeñas sesiones de frote o masajes suaves, en dirección hacia al corazón, en la espalda, cuello y pecho con aceites esenciales como el aceite de tomillo, jengibre, romero, limón, eucalipto, menta entre otros.

Si alguna persona se encuentra bajo cuidado médico activo, por alguna condición, enfermedad o cualquier patología, es muy importante obtener el consentimiento del médico antes de realizar las sesiones de masaje.

Un masajista profesional deberá conocer las indicaciones y contraindicaciones del masaje terapéutico, se debe tener un diccionario médico y disponible una referencia completa para las debidas investigaciones, no se espera que conozca los síntomas detalladamente, pero sí las referencias específicas.

Al finalizar este libro, le ofrecemos una guía de patologías donde mencionaremos muchas condiciones que debes conocer para realizar estos masajes.

Es muy importante conocer las contraindicaciones, pero en general debemos ser conscientes de que «el masaje es seguro y curativo».

Atmósfera, equipos
y accesorios

Este libro está dirigido a aquellas personas (familia, amigos, allegados, etc.) que quieran incursionar en la práctica de masajes, a través del conocimiento de técnicas básicas que les permitan poder realizarlos en sus hogares, adecuando para ello una zona que sea cómoda, de fácil acceso y tranquila, siendo factores que deben tomar en consideración al momento de dar un masaje, bien a un amigo o pareja, ya que, de lo contrario, la persona podría sentir incomodidad, y, por ende, no disfrutar de su sesión.

Una vez tomada la decisión de iniciar las prácticas de masajes, es muy importante tener una **mesa de masajes** o camilla de masajes (ver figura 2), siendo esta, parte indispensable de nuestro equipo de trabajo, pues nos permitirá lograr una óptima comodidad tanto para el masajista como para el familiar o amigo que está recibiendo el masaje.

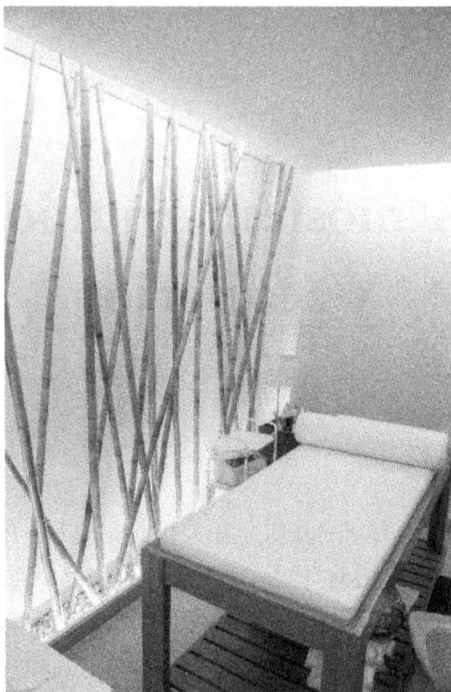

Figura 2. Ubicación de la mesa de masaje en habitación adecuada para esta práctica.

También es importante considerar, en el caso de no tener una habitación adecuada para realizar masajes profesionales, el uso de algún **biombo-separador**, o de **cortinas**, sugiriendo sean de color verde, azul, lila o amarillo, en tonalidades pasteles, pues son más relajantes, ya que su claridad al visualizarlos podría ayudar a aliviar el estrés. El uso de cualquiera de estos accesorios permitirá tener mayor privacidad durante la sesión, y evitará que tanto el masajista como la persona que recibe el masaje pierdan concentración al tener contacto visual con otros objetos del hogar que no guarden relación con el espacio que hemos adecuado para las sesiones de masajes.

Aunado a lo anterior, es muy importante asegurarnos de que el **espacio de trabajo** sea lo más privado posible, evitando así que otras personas, niños o mascotas puedan perturbar nuestra sesión, causando incomodidad o inquietud. También recordar que el familiar o amigo que está recibiendo el masaje se encontrará parcialmente desvestido, por lo que tenemos que ser más cuidadosos y respetuosos de su privacidad.

El espacio que hayamos elegido para realizar las sesiones debe ser muy tranquilo y cálido, con una **temperatura** que oscilará entre 72° F - 75° F (22° C - 23° C).

Puede ser con un área aproximada de 12 pies x 12 pies, para poder movernos de una forma cómoda.

Debemos ser muy cuidadosos con todo nuestro equipo de trabajo, especialmente con el uso de las **sábanas y toallas**, tanto con el lavado, método de desinfección y esterilización, igual es muy importante adquirirlas revisando su textura y tamaño, pues son las que cubrirán a nuestros familiares o amigos, evitando que puedan tener frío, y que puedan sentirse poco cubiertos.

Ahora bien, en lo que concierne al uso de **luz natural o luz de baja intensidad**, se recomienda, si es posible, apagarla completamente y usar luz de **velas** con aromas que ayuden a la relajación, entre las más recomendables se encuentran las de lavanda, eucalipto y menta. En caso de que prefieras la luz opaca y no desees usar velas, puedes usar **inciensos** con olor a lavanda o sándalo, que bien transmiten calidez y calma en el ambiente, y que gracias a su aroma relajante es posible que el familiar o amigo que reciba el masaje, al finalizar la sesión, se encuentre tan relajado que esté casi dormido, lo que, con una luz muy intensa, no se podría lograr, pues no permitiría a la persona lograr el nivel de relajación que desea.

En cuanto a la **música**, deben ser melodías suaves, ya que contribuyen a que la atmósfera de la sesión de masaje sea calmada y relajante, se sugiere música clásica suave, de un solo instrumento o sonidos de la naturaleza, ya que son opciones óptimas para la relajación. Si es posible, se puede preguntar qué tipo de música prefiere escuchar para dormir y relajarse, recuerde que el masaje es para ellos, y debemos estar muy atentos a su comodidad, por lo que también debemos estar pendientes del volumen de la misma, no debe ser muy alto, porque podría molestar o perturbar, y tal vez no permitiría escuchar a la persona si hace algún comentario o pregunta.

Un accesorio muy importante e imprescindible para la sesión es el **aceite para masajes**, ya que ayudará al correcto deslizamiento de las manos, evitando posibles jalones, pellizcos y otros tipos de molestias que podamos ocasionar accidentalmente a los familiares o amigos que se encuentren recibiendo el masaje.

En algunos casos, si no tenemos algún aceite esencial se puede usar algún aceite que tengamos en nuestro hogar, como el aceite de oliva, girasol, uvas, cualquier tipo de aceite natural estará bien.

En el mercado existen muchos aceites costosos y sofisticados, pero el uso de cualquier aceite natural como los mencionados anteriormente estará bien, también se puede hacer uso del aceite de jojoba y de almendras, por su alta efectividad.

Debemos recordar que los aceites esenciales puros deben ser mezclados con algún aceite neutral, y debemos tener en cuenta que pueden penetrar en el torrente sanguíneo, así que debemos escoger cuidadosamente, incluso se recomienda consultar con un especialista, siendo la mejor opción escoger aceites de usos múltiples y suaves como lavanda y menta.

Si tu pareja, familiar o amigos presentan alguna condición médica grave, se debe consultar con su médico, es el mismo caso de las embarazadas, es importante consultar con su médico especialista antes de iniciar o realizarse algún masaje.

Es importante resaltar que las manos del masajista y el aceite deben de estar ligeramente tibios, evitando el uso excesivo de aceite, recuerda que la temperatura fría no es adecuada para un masaje de relajación.

También, debemos hacer mención del uso de **plantas**, ya que estas ayudan a crear un ambiente agradable y actúan como un maravilloso purificador de aire natural, suministrando oxígeno al ambiente. Es recomendable, preferiblemente, que sean sin flores y abundante follaje, ya que debemos tener en cuenta que existen personas alérgicas a las flores.

Por último, tomar en cuenta la **higiene, el uso adecuado de químicos y perfumes**, es muy importante en un profesional de masaje atender su higiene personal y todo lo relacionado con olores corporales, evitando el uso de perfumes, lociones de afeitar, cosméticos y lacas perfumadas, así como también ser muy cuidadosos con posibles olores desagradable que puedan emanar de su cuerpo, como, por ejemplo, el mal aliento, ya que pueden ser ofensivos y causar molestias y disgustos, siendo una situación que pocos se atreven a comentar, solo dejan de asistir a nuevas sesiones, así que tenemos que ser sumamente cuidadosos con este punto.

Preparación antes
del masaje

La duración de una sesión de masaje puede ser aproximadamente entre 45, 50, 60, 90 minutos, pero en esta guía solo nos enfocaremos en sesiones de 50 minutos, atendiendo a las siguientes recomendaciones:

- No se debe ingerir alimentos antes de la sesión, por lo menos dos horas antes de iniciar el masaje.
- Siempre explique que mientras más sesiones de masajes se realicen, mejores resultados se obtendrán, por lo que quizás en un solo masaje no verá inmediatamente el resultado que desea, pero es muy importante que consulte con su médico si presenta alguna condición de salud.
- **Puntualidad:** tanto el masajista como la persona que va a recibir masaje deben llegar a tiempo, para evitar agitaciones, incluso estrés, si el profesional está agitado no podrá realizar un trabajo de calidad, y no podrá obtener los resultados deseados, por

lo que se recomienda empezar 10 minutos antes, siendo lo más conveniente para poder conversar acerca de las molestias, dolores o tensiones musculares, ansiedad o estrés que padezca el familiar o amigo, o simplemente conocer el motivo o la necesidad que tenga la persona de recibir un masaje.

- Se debe de mostrar el área donde se va a realizar la sesión de masaje, no estando de más dar una breve explicación del lugar si la persona así lo requiere.

- Muestre el lugar donde la persona debe desvestirse, recuerde que solo debe retirarse las prendas de vestir que sean necesarias, indicando que debe dejar puesta su ropa íntima. Si son nuevos debemos dar una buena explicación, tratando de hacer sentir cómoda y segura a la persona, transmitiendo seguridad y confianza en todo momento, demostrando así que somos buenos y respetados profesionales.

También es recomendable no usar prendas o joyerías durante el masaje, como cadenas, aretes, pendientes y otros, ya que pueden ocasionar lesiones durante la manipulación del masaje, en muchos casos, el profesional se ha cortado las manos, y en otros, el masajista ha halado accidentalmente algún pendiente durante las maniobras, ocasionando alguna lesión en la zona de la oreja. Al finalizar la sesión, recuerde a la persona, en el caso de haberse retirado algunas de estas joyerías, tomar sus prendas y accesorios del lugar donde las colocó mientras se realizaba el masaje.

- Explique detalladamente sobre el uso correcto de la camilla o **mesa de masaje**, en la que ya deben de estar colocadas las sábanas o toallas totalmente limpias y desinfectadas, y explique a continuación cómo funciona y cómo debe cubrirse, situación que detallaremos en el próximo tema.

- Muestre dónde está el baño e informe sobre las precauciones sanitarias que debe tomar, si existe algún mapa o gráfico en la pared, decodifíquelo para el cliente.

- Dé una breve explicación acerca del masaje, como, por ejemplo, que tendrá una duración de 20 minutos en la espalda, brazos y cuellos, 10 minutos en las piernas y pies parte posterior, y que luego debe voltearse en posición bocarriba, respetando en todo momento las reglas del drapeado o cubierto del cuerpo, para luego seguir con un masaje de duración de 10 minutos más en piernas parte posterior, y 10 minutos más, en brazos partes posterior, hombros, cara y cabeza, por lo que es una razón más para respetar el tema de la **puntualidad**.

- Es importante que le explique al cliente acerca de los beneficios del aceite, loción o crema que usará, y que puede ser de su elección.

- Pregúntele si tiene alguna duda o inquietud acerca de la sesión.

- Indíquele a su amigo que, respetando los protocolos de higiene, debe salir del cuarto a lavarse las manos mientras se desviste y se prepara en la camilla o **mesa de masaje**, según lo explicado anteriormente.

- Es muy importante la comunicación entre el masajista y la persona que va a recibir el masaje antes y durante la sesión, ya que el masajista debe saber, por ejemplo, si está ejerciendo una presión muy fuerte y estaría causando dolor o incomodidad.

- Un último consejo, pero muy importante, el masajista siempre debe estar actualizado.

Decúbito

Para lograr los mejores resultados en la realización de un masaje, es importante usar una posición correcta, agradable y cómoda.

Existen tres posiciones básicas para realizar un masaje: Posición decúbito supino (bocarriba), posición decúbito prono (bocabajo), lateral o recostado de lado y sentado, tal como se observan en las figuras a continuación:

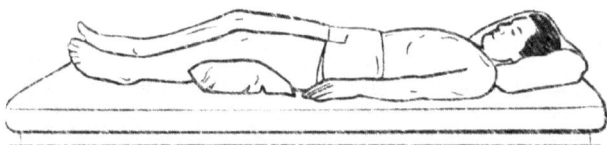

Figura 3. Posición decúbito supino (bocarriba).

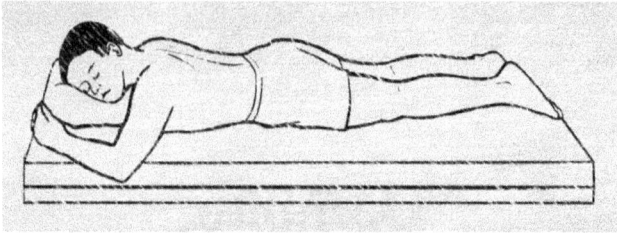

Figura 4. Posición decúbito prono (bocabajo).

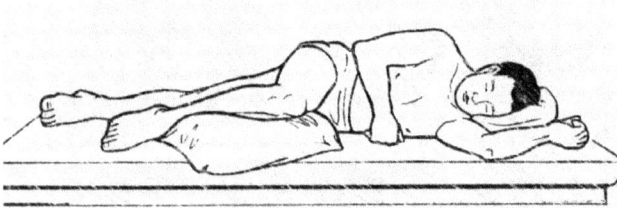

Figura 5. Posición lateral o recostado de lado.

En este libro, solo estudiaremos posición supino y prono, ya que las posiciones laterales, por lo general, se usan cuando damos masajes prenatales, aunque en algunos casos podemos usar esta posición para calmar un dolor o alguna tensión en la parte lateral del cuerpo humano. En lo que respecta a la posición sentado, puede ser la más cómoda en masaje podal o reflexología.

Debemos tener en cuenta que estas posiciones no pueden ser por largo tiempo, ya que pueden resultar incómodas, en tal sentido, pueden usar algunos accesorios como soportes debajo de los tobillos cuando se esté en posición prono, quedando así los pies en una posición más cómoda.

En caso de una persona con abdomen muy grande, lo más conveniente es usar una almohada o soporte para levantar el peso, dando así mayor comodidad para dar el masaje en la espalda y obtener mejores resultados. En los casos de mujeres con senos de talla grande, se puede usar una almohada para mejor comodidad. En el caso de pacientes con dolor lumbar muy intenso, puede colocar una almohada debajo del abdomen, ayudará a que se siente más cómodo.

En posición supino se puede usar un soporte para colocarlo debajo de las rodillas y una almohada pequeña para la cabeza.

Es importante resaltar que todos estos soportes deben de estar debajo de la sábana con la cual cubrimos la mesa de masaje, ya que debemos cuidar la higiene, por lo que es recomendable que no tengan contacto con el cliente.

Siempre tengan en cuenta que la posición más correcta para empezar el masaje depende de las molestias, tensiones o dolores musculares que tenga el cliente.

Drapear

Cubrir al cliente con sábanas, toallas o mantas tiene como propósito mantener y cuidar la privacidad de la persona durante la sesión. Estos accesorios son los que pondrán un límite entre el cliente y el masajista, haciendo, de estos masajes, sesiones seguras, con una gran responsabilidad y ética profesional, por lo que, con mucha habilidad y precaución, se descubre solamente la parte del cuerpo que se va a masajear, e inmediatamente, al finalizar, se cubre nuevamente el área trabajada por medio del masaje. Es importante resaltar que las áreas genitales deben estar cubiertas.

Si es un masaje bajo supervisión médica, puede requerir procedimientos especiales de drapeado.

En muchas ocasiones, cuando los pacientes son nuevos, se sienten incómodos al desvestirse, para evitar esto lo recomendando es permitir que mantengan su ropa puesta y de igual forma cubrir con una sábana, respetando las reglas de drapear, destapando solamente el área que se va a masajear y tratar de hacer el masaje lo mejor posible, recordando que un masajista no debe nunca introducir la mano debajo de la ropa para masajear y tampoco debajo de la sábana ya cubierto el cliente.

Cuando el cliente cambia o se da la vuelta de posición prono a posición supino, o viceversa, el masajista debe ayudar levantando la sábana suavemente por los extremos, aproximadamente a la altura de los pies y del pecho, dando facilidad y mejor movimiento al cliente.

Cuando el cliente se encuentre en posición supino, si es mujer, es conveniente usar una toalla y cubrir el área de los senos hasta la pelvis, de esta manera se cubren sus partes genitales, y en el caso de masajes en el abdomen, se deben usar dos toallas y la sábana, una toalla para cubrir los senos y la otra toalla para cubrir la pelvis, la cual se colocará sobre la sábana, específicamente en la parte de la pelvis, cuidando así la privacidad del cliente.

En lo que respecta a la posición supino de pacientes masculinos, se debe tratar de que la sábana no quede totalmente plana, especialmente en los genitales, ya que el pene puede estar parcialmente erecto por la activación parasimpática que produce el masaje, no se refiere a la excitación sexual, se trata de una respuesta fisiológica, pero para evitar vergüenza o incomodidad, lo más adecuado es cubrir esta parte con una toalla doblada que no quede de una forma plana, más bien podríamos decir que quede arrugada, o con relieves.

Una gran opción es el drapeado alternativo, donde el cliente puede usar traje de baño o pantalones cortos y una camisa holgada o muy suelta, lo que llamaríamos parcialmente vestido, aun así, la mesa de masaje debe estar cubierta por una sábana y también tener otra sábana disponible para cubrir el cliente, ya que puede sentir frío cuando esté en estado de relajación, aun así, con este drapeado alternativo se deben mantener todas las precauciones de higienes, privacidad y respeto.

Para masaje del abdomen, es necesaria una sábana inferior para cubrir la mesa de masaje y otra superior para cubrir al cliente, en caso de ser un cliente femenino, se debe tener dos toallas, una que se colocará sobre los senos, pidiéndole a nuestra cliente que la sostenga en los dos extremos superiores mientras deslizamos la sábana hacia abajo de manera que quede el abdomen descubierto, y con la segunda toalla cubrimos la pelvis, logrando más privacidad.

Es importante recordar que los accesorios de cobertura deben haberse lavado recientemente con productos y desinfectantes apropiados.

En temas posteriores y con fines ilustrativos de lo indicado anteriormente, mostraremos unas figuras sobre el drapeado más común que usaremos en este curso.

Técnicas básicas del masaje terapéutico

Es la variedad y distintas formas de manipulación que el masajista utiliza con las manos, dedos, puños y antebrazos para trabajar los tejidos durante una sesión de masaje, por lo que conocerlas es primordial para realizar un masaje óptimo con resultados eficaces.

Las técnicas básicas para un masaje relajante pueden variar según el cliente y también por el tipo de masaje, entre las más comunes podemos encontrar las siguientes:

- **Roce** (*effleurage*): La palabra francesa *effleurage* significa «tocar o rozar suavemente». Después del toque inicial, es la técnica más adecuada para comenzar el masaje, desde la espalda superior (ver figura 6). Consiste en el deslizamiento del aceite con la palma de las manos, realizando movimientos largos, amplios, lentos, uniformes y mayormente de manipulación horizontal, para calentar los tejidos, logrando un trabajo corporal mejor elaborado y de calidad. Este movimiento de naturaleza horizontal nos permite incrementar, progresar y fluir suavemente el patrón del masaje de un área determinada a otra parte del cuerpo, y es excelente para esparcir lentamente y de manera horizontal el aceite, loción o crema que estemos usando, facilitando el aumento de la presión, logrando un efecto mecánico, y estimulando el dominio parasimpático.

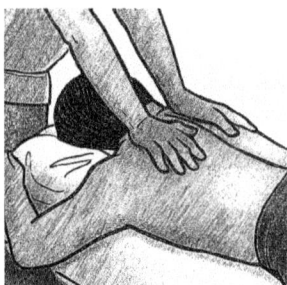

Figura 6. Técnica *effleurage.*

- **Amasamiento:** (*petrissage*). La palabra *petrissage* proviene del francés *petrir*, que significa «amasar», es usada prácticamente después de conseguir el calentamiento muscular por la técnica *effleurage*, y está enfoca en movimientos verticales. Esta manipulación consiste en levantar los músculos subyacentes y tejidos subcutáneos con ambas manos y el pulgar (ver figura 7), logrando una presión suave y tolerable, para luego ir aumentando la presión, dependiendo la tolerancia de nuestro cliente, pues debemos evitar causar algún dolor o daño, y luego

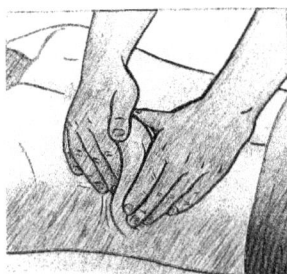

Figura 7. Técnica de *petrissage*

debemos desplazarlos de un lado a otro de manera vertical, simulando un amasamiento en forma rítmica, que muchas veces es comparado con el trabajo de un panadero al amasar la masa.

• **Compresión**: Con esta técnica se activa el sistema nervioso parasimpático, dejando al cliente en un estado de profunda relajación, o hasta, en ocasiones, dormido.

A través de esta técnica se logra la reparación de músculos tensionados. Lo más recomendable para realizar esta manipulación es usar el puño, el tenar y los dedos pulgares (ver figura 8), también puede usar el antebrazo en áreas grandes como la espalda y muslos, y en otras modalidades se puede usar la rodilla o el talón del pie. El deslizamiento debe ser lento y en algunos casos sin deslizamiento, solo presión hacia abajo. Esta técnica ayuda a preparar el músculo para realizar masajes de tejidos profundos,

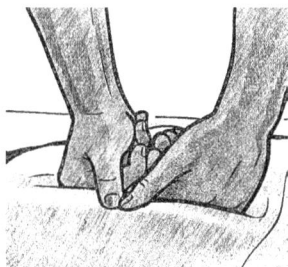

Figura 8. Técnica compresión.

ya que es ideal para suavizar los tejidos, también se puede realizar cuando el cliente se encuentra vestido, lo que permite realizar masajes en cualquier área del cuerpo. Se debe tomar en cuenta que no es conveniente hacer compresión sobre la columna, si está trabajando la espalda haga compresiones rítmicas opuestas a la columna vertebral, usando las palmas de la mano, evite región renal y espalda baja, donde los órganos no están protegidos por el sistema óseo, igual evite esta técnica en el cuello y zonas óseas como el borde del hombro y costillas, en la parte posterior de las rodillas y pliegue del codo. Esta técnica es magnífica para masajear los glúteos, especialmente cuando existen problemas de ciáticas. Al aplicar esta técnica debemos ser muy cuidados y consultar con el cliente acerca de la presión a utilizar, evite conversaciones y recomiende a su cliente ejercicios de respiración o meditación, mientras se aplica esta maniobra. No use fuerza extrema, ya que puede causar un gran dolor o molestia, es recomendable hacerlas de corta duración. Sea preciso y exacto y haga pequeños balanceos en las contracturas musculares, lo que le permitirá usar su fuerza corporal en vez del esfuerzo muscular.

• **Vibración:** Se realiza esta técnica a través de la compresión en el cuerpo del cliente y luego profundizando la presión, y una vez lograda se empieza a temblar la mano, los dedos, el codo o el antebrazo de una manera rítmica, dependiendo del área del cuerpo que se está trabajando (ver figura 9). Esta manipulación puede ser agotadora para el masajista, por lo que debe ser usada con moderación y periodos breves. Algunos profesionales usan vibradores mecánicos en vez de la vibración manual, siempre siguiendo los reglamentos de licencia que puedan existir, y que permitan que el equipo sea seguro para el cliente. Debemos tomar en cuenta que, para áreas sensibles

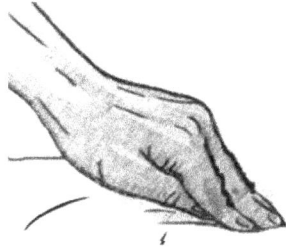

Figura 9. Técnica vibración

como la cara, se deben utilizar los dedos. Con la técnica de vibración conseguimos beneficios como despertar, aflojar y estimular los nervios de los músculos, y tratar tejidos en áreas con cicatrices, siempre y cuando no sean recientes o estén abiertas, también puede ser usada para relajar los tendones de los músculos.

- **Sacudir** (*shaking*): Esta técnica se usa comúnmente en las extremidades completas o áreas donde existe mucha tensión, como los músculos de hombros (ver figura 10), en las extremidades como brazos o piernas, por lo que durante la sesión de masaje levante el brazo, y sacúdalo evitando movimientos bruscos. Esta manipulación es interpretada por el cerebro permitiendo que ocurra un efecto reflexivo, logrando la relajación en grupos musculares, por ejemplo, en este caso,

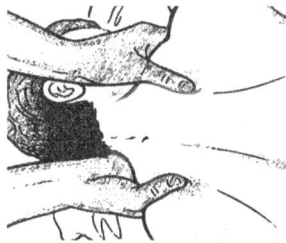

Figura 10. Técnica sacudir. (*Shaking*).

todos los músculos del brazo. A menudo esta técnica se confunde con la técnica de vibración, pero la diferencia entre ambas técnicas radica en que en esta técnica no se usa compresión, mientras que si se usa en la técnica de vibración. Se puede usar también en grupos musculares como los hombros, solo que en estas áreas el movimiento mecánico debe ser con gentileza para no crear desconformidad y perder el estado de relajación.

• **Balanceo** (*rocking*): Se trata de mecer al cliente de una manera rítmica, con el objetivo de relajar y calmar (ver figura 11). El funcionamiento

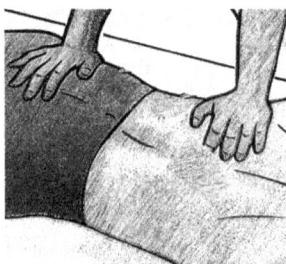

Figura 11. Técnica balanceo (*rocking*).

eficaz de este balanceo se logra a través del sistema vestibular del oído interno donde se encuentra un líquido gelatinoso denominado endolinfa, que interviene en la audición y equilibrio. Es efectivo para mover y balancear gentilmente al cliente cuando está relajado en posición prono (bocabajo), y cambiarlo a posición supino (bocarriba), o cuando el cliente se encuentre casi adormecido, y de esta manera poder despertarlo suavemente, e indicarle que es tiempo de cambiar de posición, evitando despertarlo bruscamente.

• **Percusión o *tapotement***: Su nombre, que proviene del verbo francés *tapoter*, que significa golpear o dar palmaditas. Esta técnica trata de golpear el cuerpo usando el mecanismo de golpes elásticos, a un ritmo rápido, aproximadamente tres golpes por segundo, y, en muchas ocasiones, cuatro veces por segundo, bien sea con los dedos y las manos en forma de copa, tomando en cuenta que nunca se debe usar el codo y los antebrazos, para la aplicación de esta técnica. Es formidable para revitalizar y estabilizar al cliente al finalizar el masaje relajante. Para realizar esta manipulación, el masajista debe tener las manos y las muñecas relajadas. Existen seis maneras de aplicar esta técnica, son las siguientes:

1. **Hacking:** Las manos en posición tal cual como las vemos en las películas de artes marciales, aplicándose con las manos estiradas, golpear con los dedos meñiques y las palmas de las manos frente a frente. Esta manipulación es excelente para el calentamiento antes de los eventos deportivos, por lo tanto, es una técnica muy recomendada para masaje deportivos antes del evento (ver figura 12).

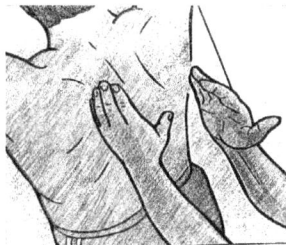

Figura 12. Técnica hacking.

2. **Ventosas** (*cupping*): Se coloca la palma de la mano en forma de una copa, flexionando los dedos, y se dan suaves golpes con los bordes exteriores de las manos creando un sonido de golpes relajantes, lo que nos indica que estamos haciéndolo de la forma correcta (ver figura 13).

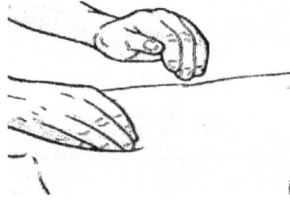

Figura 13. Técnica ventosas (*cupping*).

3. **Golpear y golpear:** Se usa el puño con los nudillos en dirección hacia abajo o vertical, es formidable usar para los músculos largos, y grandes como el de las piernas, y también como los glúteos (ver figura 14).

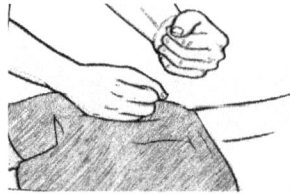

Figura 14. Técnica golpear y golpear.

4. **Bofeteos o salpicones** (*slapping*): Manipulación que se realiza con la palma de la mano abierta o con los dedos realizando golpes en el cuerpo, para estimular los tejidos superficiales de la

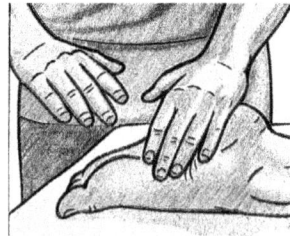

Figura 15. Técnica bofeteos o salpicones (*slapping*).

piel, y, a su vez, estimular la histamina, que es la sustancia que se encuentra en los tejidos de nuestro organismo, cuya función es defender de las alergias y aumentar la vasodilatación, que es el proceso de incrementar el diámetro de las venas o arterias aumentando así el flujo de sangre, es buen método para el masaje podal (ver figura 15).

5. **Toques superficial con los dedos** (*finger tapping*): Por último, esta técnica es muy apropiada para los masajes de la cara, se realiza con la yema de los dedos, usando una presión de ligera a media, y luego se procede a dar unos leves golpes en la cara, alrededor de las articulaciones y tendones de esta (ver figura 16). También es efectiva para la cabeza y la columna, ya que estimula los nervios, mejora la circulación del área, controla el estrés, y reduce la ansiedad y los niveles de cortisol, conocido como la hormona del estrés.

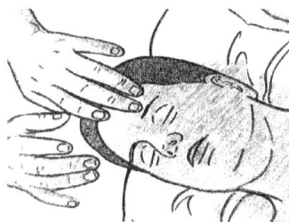

Figura 16. Toques superficiales con los dedos (*finger tapping*).

6. **Fricción:** Cuando se aplica esta técnica es recomendable no usar ningún tipo de lubricantes, ya que se realiza en determinadas áreas del cuerpo donde se usan movimientos pequeños y profundos en cortes del tejido, por ejemplo, en

el corte del codo (ver figura 17) y los tobillos. La piel se mueve con la fricción transversal, permitiendo que el movimiento de los dedos sea hacia adelante y hacia atrás, con profundidad, sin deslizamiento, y así evitar quemaduras con la fricción. Esta técnica nos permite romper adherencias en el tejido, especialmente en tendones, ligamentos y cicatrices, aunque no se debe realizar en cicatrices recientes.

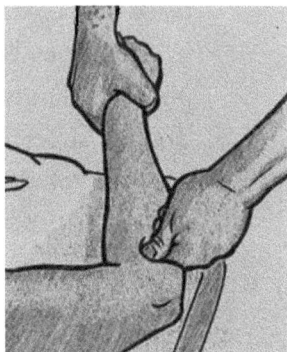

Figura 17. Técnica fricción.

Higiene postural del masajista o terapeuta

La higiene postural es parte de las recomendaciones para mantener una posición correcta en el cuerpo, cualquiera que sea la actividad en movimiento y en reposo. La intención es proteger la columna vertebral, evitar lesiones y enfermedades ocupacionales.

El masaje debe ser relajante tanto como para la persona que lo recibe como para la persona que lo realiza. Por lo tanto, un masajista tiene el trabajo de relajar y corregir las posturas de su cliente y también la de mantener sus posturas correctas mientras hace un masaje, lo que permitirá realizar un mejor trabajo, evitando que los movimientos y manipulaciones puedan causar dolor en su cuerpo y sufrir lesiones después del trabajo, por lo que no debe apresurarse en realizar los movimientos, ya que la calidad del masaje está en su relajación, calma y el tiempo que tome para realizarlo. ¡Conozca su cuerpo!

Usted mismo puede realizar sus normas para mantener una postura adecuada tomando en consideración algunas de estas recomendaciones:

- La espalda debe mantenerla recta, posición alineada y el pecho hacia adelante y hacia arriba.
- La cabeza debe estar moderadamente flexionada, la posición de la barbilla no debe tenerla muy alta y tampoco muy pegada a su pecho, la mirada es la clave para observar al cliente.
- Los hombros deben estar relajados, no intente subirlos para mover sus brazos o manos, déjelos de una manera plana evitando la tensión.
- Las rodillas poco flexionadas, siempre de frente, y colóquelas en posición de jinete.
- Es muy importante la altura de la mesa de masaje para realizar movimientos, debe estar a la altura de la mitad de la pierna o a la altura de su mano empuñada con su brazo totalmente estirado.

En algunas manipulaciones, especialmente cuando realice fuerza corporal en vez de fuerza mecánica, necesitará colocar una pierna adelante y la otra hacia atrás que soportará la mayor parte del peso, como lo ponen los practicantes de artes marciales (ver figura 18), con la diferencia que la espalda debe estar recta e inclinada.

Esta posición le permite usar la fuerza corporal para ejercer mayor presión sobre su cliente, y cuando quiera disminuir la presión solo acerque la pierna de atrás hacia adelante y coloque sus pies paralelos, cuando sean técnicas en las que no tiene que desplazar sus manos en la parte del cuerpo, como, por ejemplo, fricción en determinada región, incluso se puede sentar con su espalda recta y aplicar la técnica adecuada.

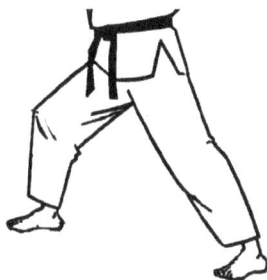

Figura 18. Ejemplo de posición en artes marciales

Cuidado de las manos

Es la herramienta principal del masajista, como también es el principal órgano para la manipulación física de prácticamente todo lo que realizamos, por lo que deben cuidarlas y protegerlas en cualquier actividad (ver figura 19).

Mi recomendación es que acostumbre como rutina despertarse 10 minutos antes, quédese en su cama, y haga una rutina con sus manos de calentamiento y estiramiento.

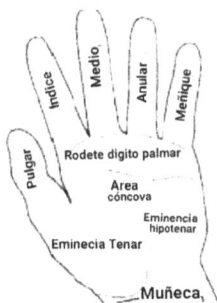

Figura 19. Partes de la mano.

Las personas que se dedican a ser masajistas

hacen movimientos repetitivos, lo que puede causar inflamación de los tendones, fatiga muscular, compresión de los nervios, hasta afecciones a través del tiempo, incluso causa el abandono de la carrera.

Con el automasaje diario logramos aumentar la flexibilidad, resistencia, liberar tensiones y activar la circulación, y aunque usted mismo planifica su automasaje, puede seguir algunas de las siguientes recomendaciones:

- Agarre la muñeca y haga movimientos rotatorios.
- Entrecruce sus manos y estírelas.
- Estiramiento empezando por el dedo meñique y termine por el pulgar.
- Aplique fricción en las articulaciones de cada dedo.
- Aplique compresión en las yemas de los dedos.
- Realice hiperextensión en cada dedo.
- Aplique comprensión y fricción en el rodete digito palmar.
- Realice movimientos circulares en el área cóncava.
- Aplique fricción en el tenar y en el hipotenar.

Moral, ética y valores

- **Moral:** Es el conjunto de normas y costumbres que conforman una sociedad, permitiendo al ser humano definir y hacer distinciones entre obrar bien o mal.
- **Ética:** Es una reflexión de la filosofía basada en la moral, que estudia su conducta, la virtud y el buen vivir de los seres humanos.
- **Valores:** Son principios por los que se rige una persona, grupo o sociedad, siendo las direcciones y guías basados que nos orientan a hacer lo correcto.

El masajista como profesional debe cumplir con un código ético, por lo que es importante resaltar que no solamente se trata de aprender técnicas y métodos para realizar un buen masaje, también se refiere a conocer nuestra personalidad y filosofía a seguir, ya que nos dará la capacidad de poder entender las diferentes necesidades de los pacientes.

Aunque seamos trabajadores independientes, necesitamos regirnos por un código de ética, y también seguir pautas de moral y valores, ya que son las que rigen nuestro comportamiento día a día, y nos permitirá desarrollarnos como un buen profesional, para obtener una mayor interacción y lograr sana relación con nuestros pacientes, colegas y todas aquellas personas que nos rodean, por lo que entender algunos conceptos sencillos de nuestra vida diaria, aunque ya los conozcamos, nos dará la capacidad y el entendimiento para mantener una mejor relación con el cliente, tal como los que se detallan a continuación:

- **Puntualidad:** Es una cualidad de las personas, ser cuidadosos y respetuosos en cumplir con una hora establecida o acordada para llegar a alguna actividad, por lo que es muy importante que el masajista como el cliente gocen de esta virtud para realizar un trabajo con mayor eficacia, y lograr excelentes resultados.

- **Respeto:** Es el componente de la identidad personal, también se podría decir que es una cualidad de aceptar a los demás, considerando que la otra persona tiene otros límites de convivencia pacífica en la integración social, y debe comenzar por el respeto propio, acompañado con una actitud positiva de ser personas felices.

  Respetar al cliente es entender sus necesidades, como la base de la excelencia, ya que no se debe emitir juicio sobre ninguna opinión.

- **Amabilidad:** Son valores de afecto, agrado y sutileza, que utilizamos para tratar a los demás, reflejados en gestos como la sonrisa, transmitiendo simpatía, lo que bien puede ir concatenado a la amabilidad con que atiende al cliente, bien a través de un cordial saludo y una grata bienvenida a nuestro centro de trabajo, por lo que no es recomendable comenzar con saludos acompañados con interrogatorios, ni tampoco con saludos tradicionales, como, por ejemplo, «¡Hola!, ¿cómo estás?».

Establezca una conversación de presentación de su persona, mediante la cual transmita confianza al cliente, para que este espontáneamente exponga el problema o motivo de la visita para recibir masaje, y aquí usted posteriormente podrá hacer algunas preguntas.

- **Responsabilidad:** Es la cualidad del individuo que permite cumplir con las obligaciones pautadas de manera consciente, puede ser también un compromiso, asumiendo las consecuencias de la acción.

Es responsabilidad del masajista informar sobre la acción y los beneficios del masaje, si existe alguna contraindicación, y resolver o aliviar los síntomas o molestias, dependiendo de la situación.

- **Escucha:** Esta acción se refiere a oír y prestar atención, es la importancia de concentrarse cuando el cliente habla expresando sus deseos y los resultados que desea obtener a través de la sesión de masaje, es un punto de partida para lograr un buen trabajo, y tratar de cumplir al máximo con el objetivo deseado por el cliente.

- **Confidencialidad:** Es la seguridad que tenemos en nosotros mismos, y que a su vez podemos reflejar en el desarrollo y desenvolvimiento del buen masaje que realizamos a nuestro cliente, permitiendo que el resultado sea un éxito, por lo que el cliente se sentirá contento y satisfecho del trabajo que se ha realizado.

  En este punto es importante recalcar que se encontrará a muchos pacientes que deseen un masaje por estrés causado por algún problema familiar o de otra índole, y es probable que hable durante la sesión del masaje, escúchelo y entiéndalo, no lo divulgue, respete la privacidad del cliente, ¡quedará como un secreto!

- **Empatía:** Es la capacidad de conectarse emocionalmente, que debe existir entre el profesional y el cliente, esto permitirá una mejor comunicación entre ambas partes, colocarse en el lugar del cliente y entender su necesidad ayudará al profesional a lograr un trabajo exitoso por medio del masaje terapéutico.

- **Prudencia:** Es la virtud que lleva al profesional a desarrollar un masaje terapéutico de modo justo y adecuado. La sensatez es uno de los grandes valores que conducen al éxito.

- **Veracidad:** Es el componente moral que nos enfoca a la realidad conforme a la verdad, la sinceridad con nuestros pacientes y viceversa, y nos permite lograr una relación honesta, con la intención de obtener una mejor interacción y comunicación, evitando errores y malos momentos por causa de la falsedad.

- **Gratitud:** Valorar las cosas por más simple que sean, nos eleva a la satisfacción de la conciencia, cualquiera que sea la persona, comente:

  «¡Gracias, por venir a mi oficina de masajes terapéutico!, ¡gracias por confiar en mí!».

  Exprese su agradecimiento, cualquiera que sea su fe o creencia.

- **Precaución:** Entender el sentido que tiene la vida nos hace actuar con cautela, el entender por qué escogimos la profesión terapéutica nos enseña a ser muy cuidadosos con el cliente que deposita su confianza en nuestras manos.

- **Dignidad:** Enaltecer el valor del cliente es honrar y dar respeto a la profesión.

- **Integridad:** Es tener muy claro el concepto y significado de la moral, considerando hacer lo correcto para nosotros mismos como profesionales y para los demás.

- **Perdón:** Aceptar los errores que cometemos nos da tranquilidad y nos permitirá tener una conciencia limpia.

- **Optimismo:** Adaptarse y estar al frente de la vida nos promete salud física, nos ayuda en muchos aspectos, como contagiar al cliente con una actitud positiva, para que pueda sentir que sus dolores se aliviarán con el trabajo terapéutico, por lo que no se trata solo de un masaje, se trata de todo lo positivo con el que lo recibe, todo es la fe.

- **Misericordia:** sentir los sentimientos ajenos, ver el sufrimiento, la ansiedad y el dolor de los demás nos da la capacidad de ayudar con el don terapéutico a todo aquel que necesite el masaje.
- **Humildad:** es la virtud de los seres humanos que han perfeccionado conocimientos de sus limitaciones, debilidades, es reconocer la dignidad de las personas y no comentar a los demás los éxitos y logros. No pretendas hacer milagros con un masaje. ¡No somos Dios! Solo somos instrumento con dignidad y honradez para ayudar al prójimo. **¡Señor, maestro de maestro, enséñame y guíame cada día, para enseñar lo que tú me enseñas!**

Los conceptos mencionados solo son una referencia, las personas por lo general construyen su propio código de ética, sobre todo cuando trabajan independientemente, solo se trata de medir y hacer una escala de nuestros propios valores, tomando en cuenta que ética es la suma de los valores personales, y moral es la suma de los valores sociales, con un simple análisis y combinación de estas dos normas de conductas encontrarás tu propio código ético exitosamente.

Secuencia del masaje (50 minutos)

Existen muchas formas de iniciar el masaje, por lo que el masajista escogerá la que le parezca más conveniente y adecuada para cada sesión.

A continuación, indicaremos unas secuencias que forman parte de una estructura de aprendizaje, donde usted puede desarrollar y crear sus pautas, combinaciones, manipulaciones, organización y el tiempo que dedicará a cada parte del cuerpo con el masaje relajante terapéutico que se realice, es decir, crear su propio patrón.

Tiempo aproximado:
Posición decúbito prono (bocabajo)
Sesión de 30 minutos
– 20 minutos espalda, cuello (nuca), brazos, hombros.
– 5 minutos pierna y pie izquierdo.
– 5 minutos pierna y pie derecho.

Posición decúbito supino (bocarriba)
Sesión de 20 minutos
- – 5 minutos pierna derecha y glúteos (glúteo mediano).
- – 5 minutos pierna izquierda y glúteos (glúteo mediano).
- – 3 minutos brazo izquierdo.
- – 3 minutos brazo derecho.
- – 4 minutos hombros, cuello lateral izquierdo y derecho, cabeza, cara.

Comienzo del masaje

Antes de comenzar a explicar la secuencia de cómo realizar un masaje de relajación terapéutico, es necesario que, dentro del contexto de las secuencias, demos una explicación breve sobre algunos músculos que nombraremos durante este tema. Es importante recalcar que no se pretende tener un conocimiento completo de anatomía, pero sí es necesario tener conocimientos básicos de algunas partes de la estructura del cuerpo humano, que nos guiarán para lograr realizar un buen masaje de relajación terapéutico, debido a que muchas de estas partes pueden causar dolores en el cuerpo debido al estrés, ansiedad o alguna otra actividad rutinaria de nuestra vida cotidiana. Muchas veces estos músculos causan lo que se denomina «dolor referido», que es cuando se siente el dolor en un lugar diferente de donde en realidad se originó, por lo que es muy importante realizar el masaje del cuerpo completo.

Tenga buen humor, armonía y tranquilidad al momento de realizar el masaje, sea consciente de que un masajista no hace milagros, solo ayuda a sus pacientes a mantener un **cuerpo** sano, a relajarlo o aliviarlo, para obtener una **mente** sana y aprender a conectar su **espíritu** y mantener el equilibrio emocional.

Posición prono (bocabajo)

Espalda

Es la parte posterior del cuerpo desde el cuello y hombros hasta la cintura, dividida en espalda superior, media y baja; compuesta por 33 vértebras en recién nacidos, y 26 en adultos, lo que forma la **columna vertebral**, también es la encargada de sostener el esqueleto, siendo importante resaltar que una mala postura puede causar dolor en la misma.

A continuación, algunos de los músculos en la espalda son:

- **Trapecio:** Localizado en la parte superior de la espalda (ver figura 20). El dolor en este músculo es causado por posturas de largo tiempo, como, por ejemplo, estar parado o sentado por varias horas, por acciones repetitivas, muy seguidas, como realizar 7 masajes continuos, levantamiento de cajas por períodos de entre 8 y 12 horas, cualquiera sea su peso, también por estrés y la ansiedad.

- **Dorsal:** Es el músculo más ancho del cuerpo humano, por lo tanto, el más grande de la espalda (ver figura 21). El dolor dorsal se genera entre las escápulas también conocidas como paletas, y es causado por la mala postura, permanecer por mucho tiempo sentado, y la práctica excesiva de un deporte, como nadar.

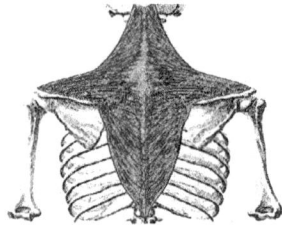

Figura 20. El músculo trapecio.

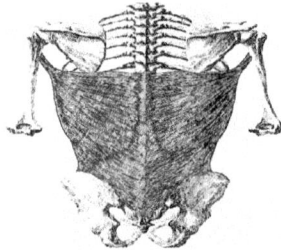

Figura 21. El músculo dorsal.

- **Lumbar:** Se encuentra en la espalda baja, y ayuda a mantener el cuerpo recto (ver figura 22). El dolor en este músculo es conocido como lumbalgia, puede ser causado por sobrecarga muscular, carga de objetos pesados, sin el uso de

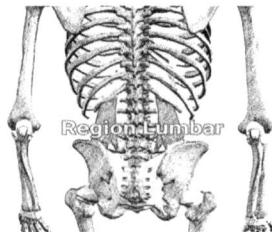

Figura 22. Región lumbar.

correas o fajas de protección, malas fuerzas, el uso de un colchón en malas condiciones, malas posiciones al dormir, no tener los hombros en buena posición, permanecer sentado mucho tiempo de forma incorrecta, sin apoyar la columna, por ansiedad, depresión, estrés, falta de ejercicios de estiramiento, entre otros.

Al entrar a la sala de masaje encontraremos a nuestro cliente cubierto totalmente, (Ver figura 23), en posición decúbito prono y cubierto con la sábana, manta o toalla. Esta posición debe explicarse al cliente en la entrevista previa al masaje, recuerde que lo primero que debe preguntar es si se siente cómodo. Posterior a ello, es el momento de iniciar el masaje: Colóquese al frente de la cabeza, y coloque sus manos abiertas sobre la espalda a la altura de los omoplatos, también puede colocarse al lado del cliente y coloque una mano en la parte de la espalda superior y la otra en la altura del sacro, haga una pequeña oración o meditación según sean sus creencias.

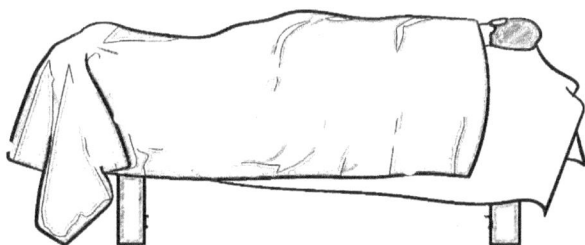

Figura 23. El cliente cubierto en posición decúbito prono.

Luego, proceda a descubrir la espalda, doblando la sábana en dirección hacia los pies del cliente hasta llegar a la cintura (ver figura 24).

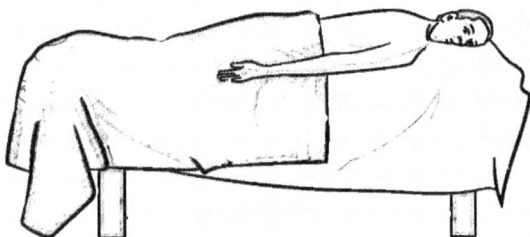

Figura 24. El cliente cubierto en posición decúbito prono-espalda descubierta.

Coloque un poco de aceite en sus manos y friccione con el fin de calentar la espalda y manos, no comience el masaje con las manos frías, y párese al frente de la mesa de masaje en la cabecera, asegúrese de no tocar la cabeza del cliente con su abdomen(ver figura 25), y empiece a deslizar el aceite en la espalda tratando de cubrir lo más que pueda usando la técnica *effleurage*. Empiece en la espalda superior y termine en la región lumbar, donde puede hacer movimientos aumentando la presión.

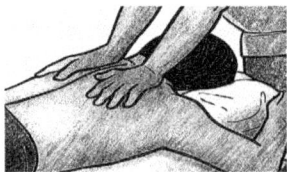

Figura 25. Técnica *effleurage*.

Párese a la altura de la cintura del lado derecho colocando su mano izquierda a la altura de la región lumbar o espalda baja, y su mano derecha en la espalda media (ver figura 26), muévalas de manera horizontal hacia arriba siempre con sus manos abiertas ejerciendo presión, con el propósito de ir calentado los músculos, tenga en cuenta no hacer mucha presión en la espalda baja, donde se encuentran los músculos desprotegidos, región antes de llegar a las costillas. Continúe en dirección al hombro derecho. Valore que mientras los movimientos son lentos, mayor es la relajación que podemos lograr.

Cuando llegue al área donde están ubicadas las costillas disminuya un poco la presión, quizás el cliente pueda sentir dolor, apenas estamos empezando el masaje y los músculos

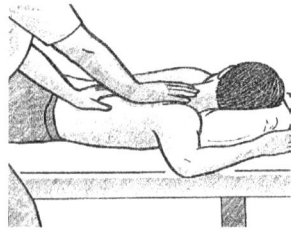

Figura 26.
Manipulación *effleurage*
de un lado de la espalda.

no están lo suficientemente calientes. Cuando se encuentre en la región donde están ubicados los omoplatos o paletas puede ejercer más presión, esta región es más fuerte, por ende, resistente, acumula muchas tensiones y dolores referidos proveniente de otras regiones, por lo que puede ser común que el cliente, exprese: «¡Ahí, me duele!, pero se siente bien», o solamente haga un pequeño quejido «¡Uuh!», pregunte con sutileza: «¿Se siente bien?». Esta podría ser la primera indicación para empezar a conocer el cuerpo de su cliente. Repita esta manipulación en el lado izquierdo, debe hacer esta manipulación de tres a cuatro veces luego cambie de técnica para que usted no se canse y/o realice un masaje monótono y aburrido, que denote falta de interés en realizar un óptimo masaje.

Párese a la altura de los glúteos del cliente, bien sea lado derecho o lado izquierdo y empiece a usar la misma técnica *effleurage* (ver figura 27), pero esta vez con el antebrazo, colóquese un poco de aceite y comience por la espalda media, deslizando hacia los hombros en dirección horizontal y bajando hacia la cintura también en la misma dirección. Esta manipulación es ideal para masajear ambos lados de la espalda al mismo tiempo, puede utilizar más presión, empleando la fuerza de su cuerpo, mantenga su espalda recta y déjela caer, y apóyese con su antebrazo colocado sobre la espalda de su cliente, lo que permitirá tomar breves descansos. Esta manipulación es ideal para masajear los músculos adyacentes de la columna, donde esta no recibirá mucha presión, ya que estos músculos, que están al lado de la columna vertebral, sobresalen, quedando esta más abajo de ellos. Si observa la espalda se dará cuenta de que la columna se encuentra a mayor profundidad, y en la espalda superior las paletas sobresalen con respecto a la columna, cuando realice esta manipulación no toque el área del cuello. En la región lumbar puede hacer movimientos con el puño, bien sea en dirección opuesta a la columna o en direc-

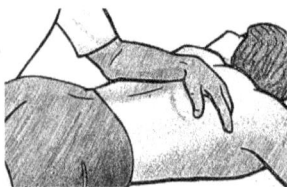

Figura 27. Manipulación *effleurage* con el antebrazo.

ción hacia esta, lo que permite hacer un estiramiento y calentamiento a los músculos de esta región, aliviando el dolor causado por la contracción de estos.

Los accesorios son de gran ayuda para evitar el agotamiento en sesiones de masajes, siempre debe tener un taburete o silla de ruedas para sentarse y descansar dependiendo la parte del cuerpo del cliente a trabajar, y que su manipulación nos lo permita. Igual existen algunas técnicas que pueden realizarse sentados, como en este caso, la técnica *petrissage* (ver figura 28). Una vez sentado, vamos movilizándonos en el taburete y al mismo tiempo haciendo manipulaciones de amasamiento alrededor de la espalda. La técnica *petrissage* siempre la recomiendo a mitad del masaje, una vez ya calentados y relajados los músculos. Es importante

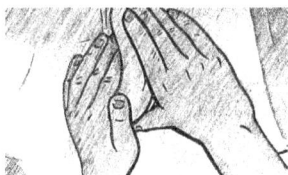

Figura 28. Manipulación usando la técnica *petrissage*.

acotar que, al comienzo del masaje, el cliente puede sentir como pellizcos, lo que puede incomodarlo. También cuando realizamos esta técnica a la mitad del masaje, cuya duración es de aproximadamente 20 minutos para masajear la espalda, calculamos cuando hayan transcurrido de 10 a 15 minutos, es efectivo realizar esta técnica en una piel bien lubricada y suave, permitiendo la facilidad del amasamiento. Es efectiva para reafirmar la piel, eliminar arrugas, celulitis y excesos de grasas, así como en los masajes reductores.

Antes de comenzar con una nueva manipulación, ya continuando con el masaje de la espalda, en el área de los lados de la columna, es necesario hacer mención del músculo llamado «longísimo», que no es uno solo, más bien es una composición de tres músculos, que recorre la columna vertebral, desde la espalda baja hasta el cuello (ver figura 29). La función de este músculo es mover la espalda y cuello, como doblar este último, hacia atrás y hacia los lados, doblar la espalda hacia atrás, y doblarla a los lados.

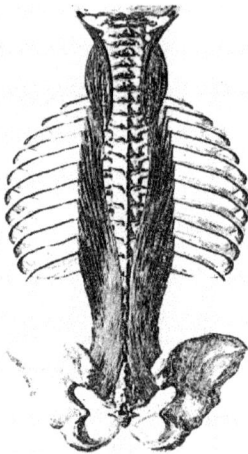

Figura 29: Músculo longísimo.

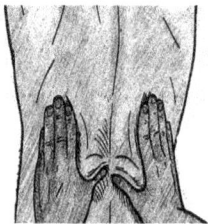

Figura 30: Manipulación usando la técnica *petrissage*, en la espalda baja, en dirección a la espalda superior.

Será muy común, encontrarnos pacientes, que acudirán a nosotros, para que los ayudemos a aliviar un dolor al flexionar o extender la espalda o cuello, siendo esta una posible causa que origine ese dolor o molestia.

En la técnica *petrissage*, comenzamos en la espalda baja (ver figura 30), usando los dedos pulgares, ejerciendo presión por debajo de la piel, lo que causará que la piel se levante, y comience a mover sus dedos pulgares hacia arriba, moviendo la piel uniformemente en dirección hacia la espalda superior, como si estuviera llevando una masa hacia arriba. Repita esta manipulación de tres a cuatro veces, siempre empezando desde abajo hacia arriba.

Otra manipulación fácil y cómoda de realizar para eliminar tensiones en los músculos de la columna, es comenzando en la parte baja de la espalda, coloque sus dedos al lado de la columna, y trate de palpar el músculo longísimo, ejerza presión hacia abajo, hundiendo los dedos en el músculo, quedando la piel levantada, y empiece a mover sus dedos hacia afuera como si estuviera halando la piel de lado opuesto de la columna, es decir, en dirección hacia donde está usted. No use los dedos pulgares. Esta manipulación la puede hacer sentado al lado del cliente, moviéndose hacia arriba según vaya moviendo sus manos.

Párese al lado del cliente para la siguiente manipulación, coloque sus dedos pulgares ejerciendo presión en el músculo longísimo, del lado opuesto donde está usted ubicado. La presión ejercida causará el levantamiento de la piel, empiece a empujarla hacia afuera con sus dedos pulgares y dirección contraria de la columna, comenzando en la región lumbar hasta llegar a la espalda superior. Repita esta manipulación, de la misma manera, pero ahora use el tenar de la mano.

Para finalizar el masaje en la espalda volvemos a utilizar la técnica de *effleurage,* con la diferencia que esta vez vamos a utilizar las dos manos, una sobre la otra, con el objetivo de ejercer mayor presión (ver figura 31). Las manos deben de estar ubicadas sobre los músculos que se encuentran al lado de la columna, en la espalda baja , y realice movimientos lentos de deslizamiento horizontal hasta la espalda superior.

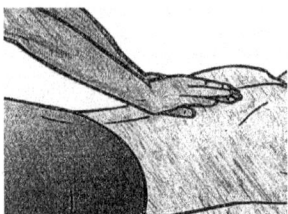

Trabaje estos músculos situados a los lados de la columna (ambos lados) sin hacer muchas repeticiones. Tome en cuenta que la presión que estamos utilizando es mayor, tocaremos la región lumbar sin ejercer mucha fuerza, ya que se encuentran gran parte de los órganos que no están protegidos por el sistema óseo.

Figura 31: Técnica de *effleurage* con una mano sobre la otra.

Finalizamos el masaje en la espalda con la misma técnica y los mismos pasos que la mencionada anteriormente, con la diferencia que solo utilizaremos el puño de una sola mano (ver figura 32), sin ejercer mucha presión, mientras que con la otra mano

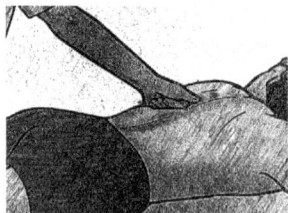

tomamos una de las puntas de la sábana y vamos cubriendo la espalda para evitar el enfriamiento de los músculos.

Figura 32: Técnica de *effleurage* en la espalda con el puño .

Hombros

El hombro está compuesto por tres huesos, húmero, escápula o paleta, y la clavícula (ver figura 33), siendo esta la articulación que más movimiento tiene, por lo que es muy común el dolor en el área del hombro.

Con vista en lo anterior, es importante, hacer las menciones siguientes:

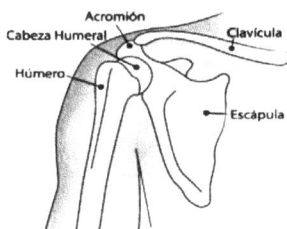

Figura 33. Huesos del hombro.

- La paleta o escápula permite el movimiento del brazo.
- La clavícula ayuda a mantener a los hombros rectos.
- El húmero interviene en los movimientos del brazo. Es de resaltar que el exceso de trabajo de este puede ser causante del dolor en los hombros y paleta.

El deltoides, es un músculo grande que cubre la articulación del hombro (ver figura 34), y se divide en tres partes: **Posterior** (atrás), el cual trabajaremos en el tema posición prono, cuando el cliente está bocabajo, es el que se encarga

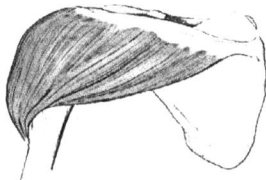

Figura 34. El músculo deltoides.

de mover el brazo hacia atrás, y las otras dos partes, serían **medio** (lateral) y **anterior** (adelante). En la mayoría de los casos el dolor es originado por acciones repetidas, causando tensiones.

Ahora bien, en lo que respecta al manguito rotador (ver figura 35), está situado en la articulación del hombro y está formado por cuatro músculos y cuatro tendones, y permite los movimientos del brazo, así como mantiene el hombro estable.

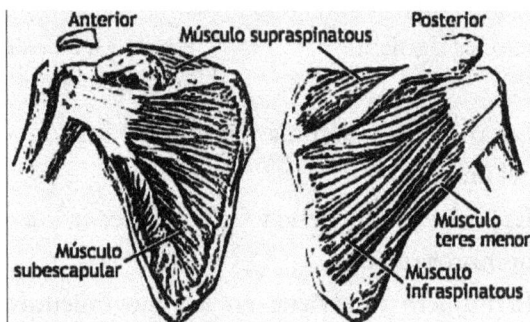

Figura 35. Músculos del **manguito rotador**.

Es muy común escuchar personas manifestar que padecen dolores, inflamación, irritación, desgastes y otros problemas en este grupo de músculos, sin embargo, por medio del masaje se puede ayudar a relajarlos y a prevenir daños, **pero no sustituye la intervención médica, por lo que se debe consultar previamente con su médico.**

El masaje en el hombro algunas veces puede no ser favorable, debido a que el hombro es una articulación muy compleja. Hoy en día un gran número de

personas tiene lesiones debido al uso repetitivo, excesivo, y mala postura de forma habitual. Cuando los
tendones del manguito rotador se inflaman y quedan
atrapados en el hombro se dañan causando tendinitis,
bursitis, pinzamientos, lesión del manguito rotador,
entre otras. En estos casos, es necesario contar con un
diagnóstico del médico, y a su vez las recomendaciones o pasos a seguir para no causar más daño.

Trabajar y masajear el hombro regularmente ayuda
a prevenir tensiones, con el fin de evitar que estas se
acumulen y causen daño en un futuro.

Párese al frente de la cabecera de la mesa de masaje,
y agarre los músculos del
hombro con los dedos pul-
gares en la parte de arriba y
deslícelo de lado (ver figura
36). Repita esta manipulación varias veces con el fin
de relajar las tensiones acu-
muladas. Una vez termina-

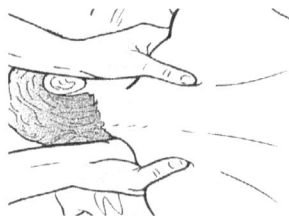

Figura 36. El masaje
de hombros.

da esta manipulación, deje sus manos en la misma
posición, ya que la relajación lograda le permitirá aumentar la presión sin causar dolor, y una vez tenga los
músculos bien sujetados, llévelos a su dirección como
si estuviera halando suavemente, después llévelos
hacia atrás en dirección a la espalda superior como si
estuviera empujando. Repita varias veces esta manipulación, y continúe con las manos en la misma posición, solo que esta vez levante la piel que tiene sujeta

lo más que pueda, luego baje la piel, y de nuevo suba y baje la piel, como si estuviera sacudiendo algo.

Si ha observado con detenimiento, usted ha utilizado tres técnicas, la primera, deslizamiento de los dedos pulgares (*effleurage*), la segunda, hale y empuje (vibración) y por último sacudir (*shaking*).

Párese al lado de la cabeza del cliente y coloque el antebrazo en el hombro sin tocar la columna, profundice con este hacia adentro de la piel y comience a friccionar de lado a lado sin hacer deslizamiento del antebrazo (ver figura 37). De esta manera, logrará que los tejidos se desprendan de la tensión, ya que el flujo de sangre aumentará y reducirá los daños que causan las inflamaciones en las articulaciones.

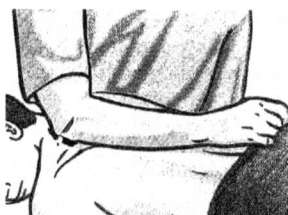

Figura 37. Técnica de fricción usando el antebrazo.

Nota: Cuando esté masajeando la espalda superior, trate de llevar las manos hacia los hombros para deslizar el aceite, desde este, en dirección al cuello, y así cuando vaya a masajear estas partes ya estarán preparadas y listas para las manipulaciones, lo que le permitirá ahorro de tiempo, y cabe acotar que, mientras menos aceite usa en zonas muy tensionadas, logrará mejor precisión.

El masaje de esta articulación continúa cuando el cliente esté en posición decúbito supino.

Cráneo o Cabeza

La cabeza es la parte superior del cuerpo humano (ver figura 38) y de los animales, donde se encuentran ubicados algunos órganos de los sentidos, y el cerebro, el cual está protegido por el cráneo, que está formado por 8 huesos.

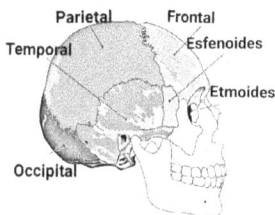

Figura 38. Huesos que componen el cráneo.

En esta modalidad de masaje de relajación no utilizaremos la palabra cráneo, debido a que existe otra modalidad llamada **masaje craneosacral**, donde encontraremos algunas técnicas diferentes y más extensas, cuyo beneficio es estimular el sistema inmune, y a través de esta técnica podemos tratar migrañas y dolores de cabeza, ansiedad, estrés, entre otros.

El músculo **occipital** trabaja junto con el músculo **frontal**, de aquí el nombre del músculo **occipito-frontal**, también conocido como **epicráneo**. Es un músculo largo y ancho que va desde las cejas hasta la nuca superior. Estos dos músculos trabajan en conjunto realizando acciones sobre las cejas y los párpados.

Este músculo occipitofrontal junto con el músculo aponeurosis epicraneal y el temporal forman parte de los músculos de la expresión facial, que bien puede ser originada por las siguientes emociones: Sorpresa, admiración y susto, entre otros (ver figura 39).

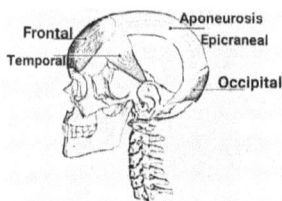

Figura 39. Algunos músculos del cráneo.

Ahora bien, para empezar el masaje en la cabeza, limpie muy bien el aceite de sus manos, para no aceitar el cuero cabelludo y, en su defecto, el cabello de la persona, aunque es común cuando se va a realizar esta manipulación escuchar a muchos de los pacientes manifestar sin disgusto, incluso sonrientes, una frase como: «No me lavé el cabello, porque la última vez me quedó lleno de aceite», o comentarios similares, lo mejor es evitar este tipo de comentarios.

Muchos masajistas escogen empezar el masaje por la cabeza, para evitar que puedan aceitar el cabello, mientras otros escogen masajear la cabeza después de haber terminado todas las partes del cuerpo en posición prono, aunque esto depende de usted y de la comodidad del cliente. Esto no es motivo de preocupación, ya que después de realizar un buen trabajo, el cliente se sentirá relajado, desestresado, sin ansiedad, sin molestias, sin dolor, sintiendo que el masaje fue la solución a su problema, por lo que podrá escuchar cualquier comentario en forma de broma y con una sonrisa alegre y agradable.

Siéntese al frente de la cabecera de la mesa de masaje y coloque las palmas de las manos en la cabeza del cliente (ver figura 40), y empiece a realizar movimientos circulares sin presión y sin deslizamientos, es decir, suavemente. Repita varias veces esta manipulación, luego en los lados con la yema de los dedos repita la misma manipulación. Se puede poner de pie, para continuar con los mismos movimientos de la técnica de vibración en el centro de

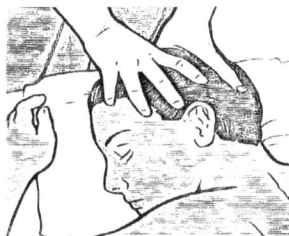

Figura 40. Masajes en la cabeza.

la cabeza hasta la parte superior del cuello, trate de cubrir toda la cabeza con esta manipulación, recuerde que el estrés se acumula mucho en esta parte del cuerpo.

Termine en la cabeza masajeando las orejas, sin tocar prendas, si es el caso que el cliente tenga puestas algunas, aunque es recomendable que antes de iniciar la sesión, se retiren.

Es importante recordar que no debe introducir el dedo en el oído y no realice presión en este, respetando las reglas de **auriculoterapia**, técnica terapéutica de la medicina tradicional china, es beneficiosa para el equilibro de ciertas funciones corporales como, por ejemplo, casos de personas que quieran perder peso.

En este punto, es importante acotar que la oreja se forma cuando el bebé está creciendo en el útero de la madre, es el momento en que los órganos del cuerpo humano se están desarrollando, de aquí, por qué la oreja tiene forma de un feto.

El masaje en la cabeza continúa en posición supino.

Brazos

Esta extremidad superior está compuesta por tres huesos, el hueso del brazo es el húmero que va desde el hombro hasta el codo, y el antebrazo, que está conformado por el radio y cúbito o ulna, que abarca desde el codo hasta la muñeca (ver figura 41).

Cabe acotar que la mano está compuesta por 27 huesos, siendo esta la parte del cuerpo que tiene más huesos.

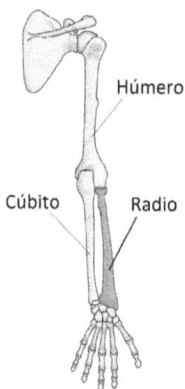

Figura 41. Huesos de los brazos.

Ahora bien, es importante recalcar que cuando estamos acostados en posición prono el brazo queda de frente, es decir, con visión anterior, y las palmas de la mano hacia arriba. Esta extremidad superior cuenta con 25 músculos, un grupo de cinco músculos que se encuentran en el brazo, y un grupo de 20 músculos en el antebrazo, siendo los principales músculos anteriores del brazo, el bíceps braquial, braquial, y el coracobraquial.

Con vista en lo anterior, es necesario mencionar los siguientes músculos (ver figura 42):

- **El músculo bíceps**, ubicado en la parte frontal del húmero, efectúa la flexión del antebrazo en el codo, que es la articulación que permite que el brazo se pueda doblar, actuando como una bisagra, y su uso excesivo puede causar un dolor conocido como «codo de tenista».

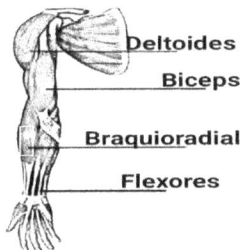

Vision Anterior

Figura 42. Músculos que componen el brazo.

- **El músculo braquiorradial** flexiona la articulación del codo, ayuda con la pronación y supinación del antebrazo, permitiendo que la palma de la mano mire hacia arriba o hacia abajo.

- **Los flexores** son un conjunto de seis músculos que son afectados cuando se realizan trabajos repetitivos con las manos.

Es importante resaltar que la mano está formada por 35 músculos.

Ahora bien, puede estar sentado o parado para realizar una manipulación en el brazo, y empiece a preparar a su cliente solo destapando este, ya que es la parte que se dispone a trabajar, y mantenga el resto del cuerpo cubierto con la sábana, manta o toalla para evitar el enfriamiento de los músculos (ver figura 43).

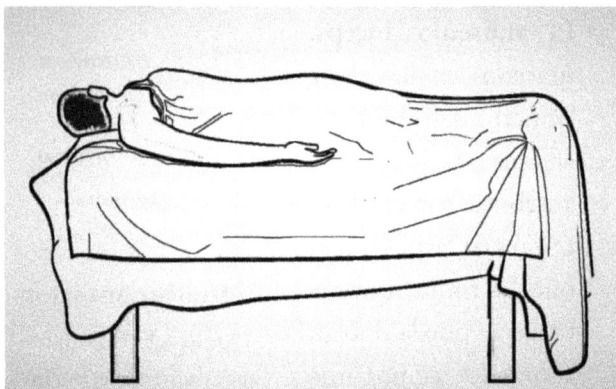

Figura 43: Cliente en posición prono debidamente cubierto, preparado para la manipulación del brazo.

Es importante recordar que siempre hay que extender el aceite para facilitar el deslizamiento de las manos, logrando una buena manipulación con óptimos resultados.

Comience el masaje por los dedos, aplique presión con su dedo pulgar y su dedo índice, y hale suavemente hacia afuera en dirección a la ubicación de las uñas, aplique presión en las articulaciones de cada dedo haciendo círculos para suavizar el tejido conectivo, y aplique compresión con el puño en la palma de la mano, lo que permitirá aflojar los músculos.

Agarre la mano del cliente con sus dos manos y apriete un poco de manera que los dedos pulgares queden en la muñeca y realice círculos diminutos, lo que aumentará el flujo sanguíneo de esta articulación.

En el antebrazo aplique presión con el tenar de su mano llevando hacia el codo, aumente la presión y repita la manipulación por lo menos tres veces, por último, con sus dedos pulgares deslice hacia arriba haciendo círculos con más presión, como si estuviera tocando el hueso cúbito y el hueso radio, relajando y soltando los músculos del antebrazo, que muchas veces originan dolor en la muñeca y en el codo.

Siendo el bíceps el músculo más grande del brazo, visión anterior, nos da la facilidad de agarrarlo con las dos manos como si fuera una masa, y empezar amasar, halándolo hacia arriba como si lo fuéramos a despegar del hueso húmero, con el objetivo de aflojar la rigidez causada por la tensión (ver figura 44).

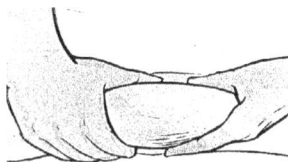

Figura 44: Manipulación del bíceps.

Termine el masaje del brazo relajando el hombro posterior, logrando así suavizar y relajar más el músculo deltoides, tome el brazo llevándolo en direc- ción hacia usted, estirando

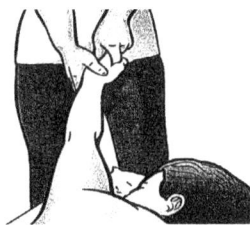

Figura 45: Culminación de masaje en brazo

los músculos y sacudiendo suavemente (ver figura 45).

Cubra al cliente nuevamente y pase a la parte inferior del cuerpo, las piernas.

Piernas - visión posterior

Este miembro inferior comprende la cadera, muslo, rodilla, pierna, tobillo y pie, y está compuesto por 31 huesos, tomando en cuenta que la cadera es una articulación y la pelvis es la estructura ósea, siendo esta la diferencia entre ambas.

Con vista en lo anterior, se hace necesario hacer las siguientes menciones (ver figura 46):

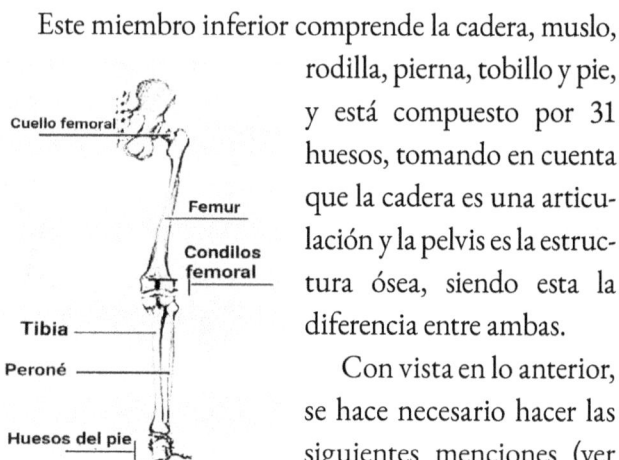

Figura 46. Huesos de la pierna.

- **El fémur**, conocido como el hueso del muslo, se extiende desde la cadera hasta la rodilla, y es el hueso más largo del cuerpo, siendo este el lugar de unión para muchos músculos y ligamentos. Este hueso permite a la medicina forense determinar la edad de un feto.

- **Patela o rótula** (visión anterior) se encuentra en la rodilla, es la articulación de la extremidad inferior. Conectada con el fémur y la tibia.

- **La tibia** o el hueso de la espinilla. Después del fémur es el más largo, y es el hueso que soporta el peso del cuerpo.

- **El peroné**, hueso de la pierna, también conocido como fíbula, ubicado entre la rodilla y el tobillo, es largo y delgado, adyacente a la tibia, contribuye a la estabilidad del tobillo.

- **El pie**, compuesto de 26 huesos cada uno, es el que nos permite sostenernos, y la locomoción, poder caminar.

Ahora bien, en lo que respecta a los músculos de las piernas, su función principal es apoyar, soportar, sostener y equilibrar el cuerpo, por tal razón, es muy importante el mantenimiento, estiramiento, descanso y masajes como buen tratamiento.

Después del masaje en las piernas, podría haber dolor, durante uno o dos días, también dependiendo del estado físico del receptor, o sea, el que recibe el masaje.

Muchas veces pensamos que, a un masajista, después de realizar muchos masajes, son las manos las que más le duelen, no es así, son las piernas, y es más frecuente cuando no usamos las posiciones correctas.

Visto lo anterior, es necesario conocer sobre los siguientes músculos (ver figura 47):

- **Glúteo mayor:** Es el músculo más grande de los 650 músculos que

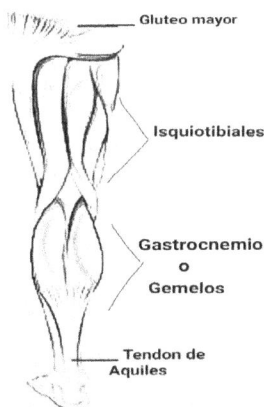

Figura 47. Los músculos de la pierna.

tenemos, está ubicado en la parte posterior de la pelvis. Este músculo nos mantiene rectos y firmes, evitando que el tronco (el tórax, el abdomen, la pelvis y la espalda) se vaya hacia delante.

- **Isquiotibiales:** Es un grupo de tres músculos en la parte posterior de la pierna (bíceps femoral, el semitendinoso y semimembranoso), localizados en la cadera y termina debajo de la rodilla. Su función principal es extender la cadera y flexionar la rodilla.

- **Gastrocnemios:** Realiza la flexión del plantar y la flexión de la pierna. El dolor en este músculo puede ser causado por contracturas por deportes, desgarros, sobrecarga, sobrepeso, calzados incómodos, estar parados por largos tiempos, entre otros.

En lo que respecta al **tendón de Aquiles** o tendón calcáneo, su nombre se debe a la leyenda de Aquiles, quien murió en batalla por una flecha envenenada en el talón.

Este tendón es el más fuerte del cuerpo humano, pero es muy común escuchar, expresiones como «Me duele el calcañar». Este dolor es causado por sobrepeso, sobrecarga mecánica, mal estado físico y estar de pie por largos tiempos. El dolor en esta zona al principio puede ser leve y después puede agravar debido al estrés constante y golpes del talón. La principal función del tendón de Aquiles es dirigir el pie hacia abajo y empujar el pie hacia adelante al caminar, y levantar los pies de los dedos. Gracias al talón de Aquiles iniciamos impulsos al caminar, correr, saltar.

Descubrir la pierna, manteniendo la seguridad y privacidad del cliente.

Se toma las sábanas por uno de los extremos de abajo y se dobla diagonal, luego levantamos la pierna del cliente con sutileza, y colocamos la sábana debajo de la pierna permitiendo así mayor seguridad (ver figura 48), evitando que la misma se pueda mover y descubrir partes íntimas.

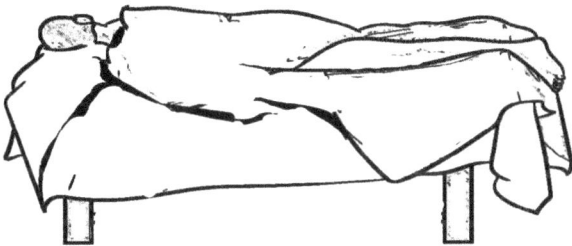

Figura 48. Pierna descubierta en posición prono.

Párese al lado de la pierna a la altura del pie del cliente y comience a deslizar el aceite desde el tobillo hacia arriba (ver figura 49), en dirección al glúteo mayor, debe tener autori- zación previa, de lo con- trario, hasta donde pueda llegar. Muchas veces el cliente se siente más cómodo usando pantalo- nes cortos, entonces use

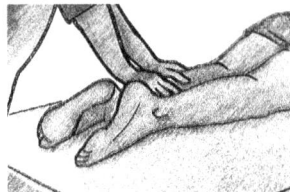

Figura 49. Masaje en las piernas.

como referencia hasta donde termine esa prenda, y trate de no tocar o subir la ropa del cliente para su comodidad. ¡Respete la intimidad del cliente!

Repita esta manipulación varias veces y asegúrese de que el aceite esté totalmente esparcido con el fin de no usar más aceite, lo que dará la facilidad de realizar las manipulaciones con mayor firmeza.

Coloque una toalla enrollada o almohada debajo del tobillo, le ayudará a lograr una mejor flexibilidad del músculo evitar calambres en la región. Coloque sus manos en la pantorrilla, y con los dedos pulgares hacia afuera y los otros dedos hacia adentro (técnica de compresión) (ver figura 50), localice el músculo y ejerza suficiente presión para que estire el músculo hacia arriba, y déjelo en esa posición por lo menos 20 segundos, una vez estando el músculo levantado muévalo verticalmente de un lado a otro sin deslizar la mano, y repita la manipulación combinada con técnicas de vibración en toda la pierna con el fin de soltar la tensión del músculo gemelo, logrando un estiramiento pasivo en este.

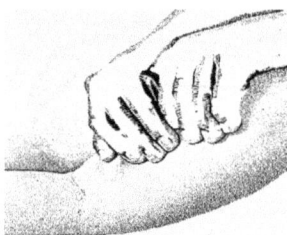

Figura 50. Aplicación de la técnica de compresión en el área de la pierna.

Repita esta técnica una y dos veces más, y terminada esta, comience nuevamente con *effleurage* o deslice su mano para calentar más el músculo, y empezar el amasamiento o *petrissage*.

Ahora bien, *petrissage* (ver figura 51) es la técnica que usted sentirá más cómoda y fácil para trabajar la pantorrilla o pierna, después de las técnicas anteriores. Para cuando usted comience esta manipulación, ya los músculos están bien relajados y le será más fácil dominar las tensiones y agarrar los tejidos del músculo. Puede sentarse al frente de la pierna, agarre y apriete con los dedos pulgares la parte de afuera de la misma y con los otros dedos la pierna de la parte de adentro y empiece amasar llevando los movimientos en dirección a la rodilla, liberando el músculo gastrocnemio y así mismo baje en dirección a los tobillos liberando el músculo soleo, que, por lo general, están relacionados con la tendinitis de Aquiles, causado por actividades cotidianas como caminar, estar parado de pie por largo tiempo, correr, entre otros.

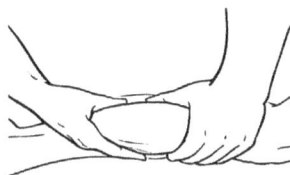

Figura 51. Aplicación de la técnica de petrissage en el área de la pierna.

Una vez terminado el masaje en la pierna puede empezar a trabajar los tobillos, utilizando los dedos pulgares para aplicar presión alrededor de este (ver figura 52), igualmente debajo de los tobillos con los dos pulga-

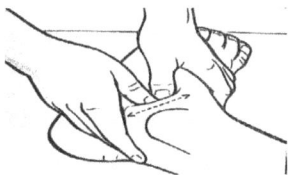

Figura 52. Aplicación de masaje en el área del tobillo.

res aplique fricción, recuerde que en esta técnica no se debe hacer deslizamiento en la piel. Presione hacia adentro con los pulgares y muévalos de un lado a otro con la intención de causar movimiento solamente en el tejido, promoviendo así el flujo sanguíneo y evitando edemas o hinchazón causado por acumulación de líquido. El masaje en el tobillo después del masaje de la pantorrilla le hará el trabajo más fácil, ya que el talón de Aquiles se encontrará más suelto y flexible, por lo que masajear el tobillo le permitirá el beneficio de relajar los músculos de los pies, y para cuando vaya a realizar el masaje en esta zona, se encontrarán con menos tensión, estando más suave la planta de los pies para así evitar causar dolor.

Cuando use los pulgares, lo más recomendable es mantenerlos derechos, de esta manera evitamos fatiga y cansancio en los mismos.

Antes de comenzar a masajear el muslo o los músculos isquiotibiales, realice estiramientos, usando compresión en la cadera donde se encuentra el glúteo mayor.

En la entrevista previa al masaje, es recomendable pedir consentimiento al cliente para realizar una manipulación en la zona de los glúteos, explicando que la técnica que va a usar es sobre la sábana o la ropa por lo que no necesitará descubrir esta área.

Aplique la técnica compresión con la palma de la mano en el glúteo mayor, aumente la presión poco a poco de manera que los músculos del muslo se vayan estirando suavemente (ver figura 53). Repita esta manipulación como si estuviera empujando el músculo en dirección a la cabeza, sintiendo el hueso de la cadera. Dirija su mano a cada lado y aplique presión, esta vez con menos intensidad, ya que en estas áreas puede causar dolor.

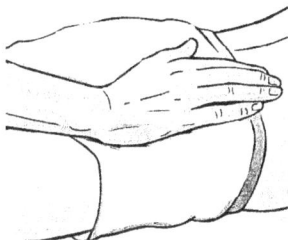

Figura 53. Aplicación de masaje en el área del glúteo mayor.

Continúe masajeando el glúteo medio y glúteo menor aplicando la misma técnica compresión, esta vez con los puños haciendo presión hacia abajo (ver figura 54).

El dolor más común que se sentirá en las nalgas es el síndrome piriforme, ya que esta zona estará adormecida y tendrá dolor en las piernas traseras.

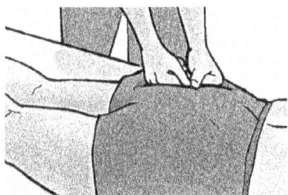

Figura 54. Técnica compresión en los glúteos.

El músculo piriforme está ubicado en la parte profunda de la nalga detrás del glúteo mayor, y actúa en los movimientos diarios como caminar, y cuando levantamos un pie para mover el otro. Cuando este se inflama, presiona el nervio ciático y llega a causar dolor desde la espalda baja hasta las piernas, si no le prestamos la atención que requiere a este dolor, puede causar problemas de ciática. Por eso es importante el relajamiento muscular de los glúteos por medio del masaje relajante.

Cubra sus manos nuevamente con poco aceite y frótelo sobre el muslo repetidas veces, como si este se evaporara, por eso la cantidad de aceite no debe ser demasiado, ya que se trata solamente de calentar el músculo una vez relajado por el estiramiento provocado por el masaje en otras zonas, en este caso piernas y glúteos.

Con el puño realice deslizamientos empezando a la altura de las rodillas, evitando la parte trasera de esta, donde no debe hacer presión, y continúe la manipulación hacia la cadera, es de acotar que por ser este miembro de contextura grande y fuerte nos da la oportunidad de ejercer una presión fuerte. Repita la manipulación del lado externo del muslo, es decir, la parte al frente de usted.

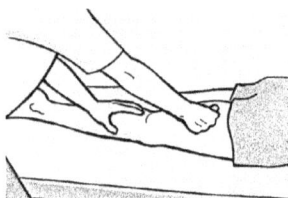

Figura 55. Estiramiento de los isquiotibiales por medio del masaje.

Posteriormente, de esta forma, afloje y estire los isquiotibiales (ver figura 55), ya que por lo general estos siempre están tensos en las personas que están mucho tiempo sentada.

Esta misma técnica la puede hacer con el antebrazo, usando su fuerza corporal, especialmente si se siente cansado de usar la fuerza mecánica. Mantenga la posición de su espalda recta para evitar el cansancio. Para finalizar el masaje del muslo, párese en el lado opuesto.

Con sus dedos pulgares agarre la parte interna y con los otros dedos la parte externa y comience a amasar con menos presión, ya que esta parte interna de la pierna es más sensible, porque están ubicados otro grupo de músculos llamados «aductores» (ver figura 56), que ayudan a la estabilidad de la columna, y su función es cerrar las piernas.

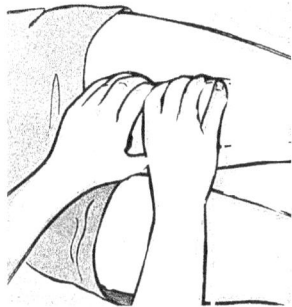

Figura 56. Masaje en los músculos aductores.

Tome la sábana y cubra completamente este miembro inferior del cuerpo, solo dejando el pie descubierto, tome los pies colocando sus dedos pulgares en cada extremo del antepié, ejerza presión doblando hacia afuera y luego hacia adentro, repitiendo esta manipulación por varios segundos. Tome cada dedo del pie y con su dedo pulgar y el dedo índice ejerza presión circular.

Aumente la presión en el pie sin causar daño, con su puño ejerza presión en el arco de los pies (ver figura 57), deslizándolo al antepié, si su cliente es diabético, omita los pies, o solo realice un masaje suave, lo que aumentará el flujo sanguíneo, se le puede aplicar deslizamiento, empezando en los dedos y ter-

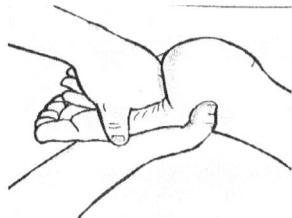

Figura 57. Masaje en el arco del pie.

minando en el talón, en este caso, una o dos veces es suficiente.

Para realizar masaje en los pies también debe consultarlo con su cliente, muchas personas son cosquillosas, sensibles al tacto, o simplemente no es de su agrado que le toquen los pies.

Finalice el masaje en los pies con estiramientos (ver figura 58), con una mano agarre la parte de arriba del tobillo, ¡no en el tobillo!, y suave y delicadamente apriete de lado a lado, logrando relajamiento en la fascia y planta del pie.

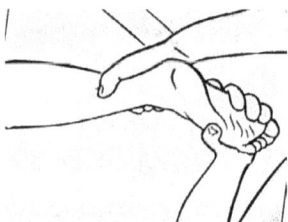

Figura 58.
Estiramientos del pie.

Posteriormente, cubra al cliente totalmente con la sábana, toalla o manta, revise que todos los lados de la sábana estén colocados adecuadamente, evitando que un lado esté más largo que otro, o que se esté cayendo de un lado, debido a los movimientos que ha realizado, así que acomódela como estaba antes de empezar el masaje.

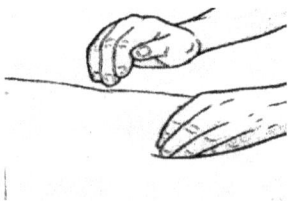

Figura 59. Técnica *cupping* en la espalda.

Puede ser que el cliente esté muy relajado y adormecido, por lo que la manera más correcta para despertarlo es usar la técnica *cupping* en la espalda (ver figura 59), con sus manos en forma de copa de golpes suaves con el borde de la mano, haciendo un ruido de eco agradable al oído. Otra técnica con que también puede despertar al cliente es colocar una mano en la espalda superior y otra en los glúteos, o las dos manos en el centro de la espalda y comience a balancear el cuerpo, técnica balanceo *rocking* (ver figura 60), para despertarlo de una manera agradable y tranquila, evitando sobresaltos.

Una vez terminada la parte superior, tome la sábana por las puntas extremas (ver figura 61), atendiendo el tamaño del cliente y también según usted pueda agarrarlas, y levante permitiendo la facilidad del movimiento del cliente de prono a supino.

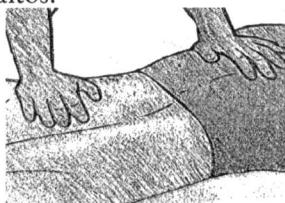

Figura 60. Técnica balanceo (*rocking*).

Estas secuencias mostradas en este tema no constituyen un patrón que deba seguir, comience por donde se sienta cómodo o por la parte donde el cliente indicó molestia o dolor.

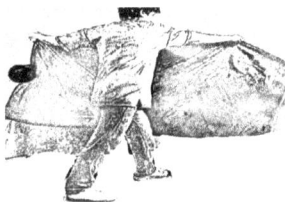

Figura 61. Toma de sábana por puntas extremas para cambio de posición de prono a supino.

Posición decúbito supino (bocarriba)

Cabeza y cara

El cráneo y la cara están compuestos por 22 huesos, de los cuales 14 pertenecen a la cara, siendo 6 huesos pares y 2 impares, cuya función principal es proteger y dar forma a la cara, siendo importante nombrar los siguientes (ver figura 62):

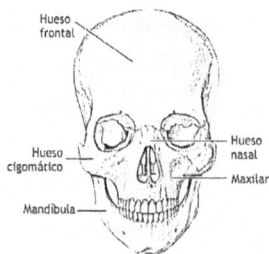

Figura 62. Cráneo y cara.

- Hueso frontal: protege el cerebro y le da forma a la frente.
- Los huesos nasales conforman el tabique nasal y protegen la nariz.
- El hueso cigomático: son dos ubicados en los pómulos, participan en la masticación y protegen los ojos.

- La mandíbula es un hueso movible en las acciones de masticación y hablar, además, es base de la dentadura.
- El hueso maxilar sostiene a los otros huesos de la cara y tejidos internos, además, es soporte a la dentadura.

Aunado a ello, encontramos 43 músculos faciales responsables de los movimientos de la cara, y expresiones que realizamos, como sonreír, masticar, asombro, susto, miedo, hasta mover los ojos. Podríamos decir que es un medio de comunicación de los gestos.

Visto lo anterior, es necesario nombrar los siguientes músculos (ver figura 63):

- El músculo frontal: mueve las cejas y arruga la frente.
- Músculo temporal: produce movimientos de la mandíbula.

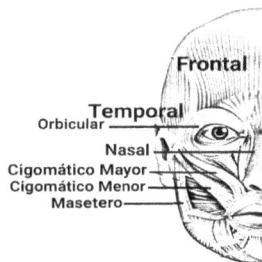

Figura 63. Músculos de la cara.

- Músculo orbital: permite abrir y cerrar los ojos.
- Músculo cigomático: actúa en expresiones de alegría y movimientos del labio superior.
- Músculo masetero: abre y cierra la mandíbula, actúa cuando mastica.

El cliente en posición decúbito supino (ver figura 64) debe estar totalmente cubierto, a excepción de la cara, siempre pregunte si se encuentra cómodo.

No olvide colocar los accesorios correspondientes, una pequeña almohada pequeña, soportes debajo de la rodilla para comodidad de las piernas, y para más privacidad y confortabilidad del cliente cubra con una toalla el área de los senos.

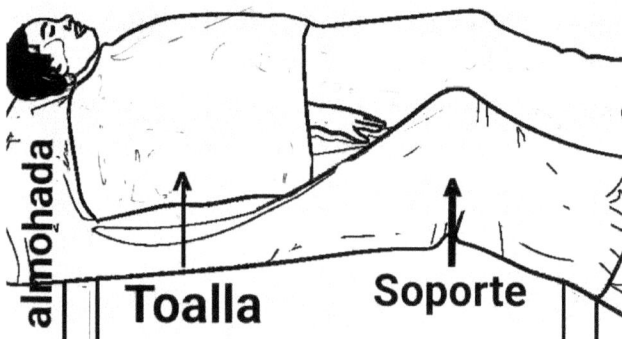

Figura 64. Cliente en posición decúbito supino

Masajes en la cabeza

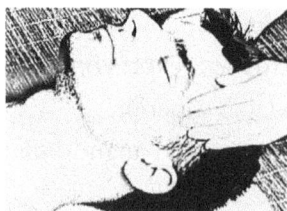

Figura 65. Masajes en la cabeza (sien). Alivio de tensión craneal.

Párese al frente de la cabecera de la mesa de masaje y coloque sus manos en cada lado de la cabeza (ver figura 65), con sus dos manos ejerza presión en la sien y realice movimientos circulares por 30 segundos, luego detenga sus manos por un corto tiempo, y sin aumentar la presión vuelva y repita la manipulación varias veces, con el fin de conseguir alivio de la tensión craneal.

Coloque los dedos pulgares en la frente fijamente (ver figura 66), haciendo poca presión hacia abajo, y los demás dedos en las sienes realizando círculos, haga estos movimientos circulares de forma repetitiva, moviéndolos hacia abajo y a los lados de la cabeza, siempre tratando de mantener la misma presión con el fin de

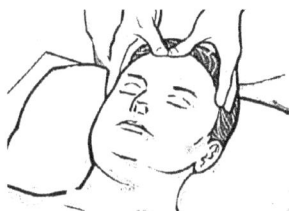

Figura 66. colocación de los dedos pulgares en la frente. Activa la circulación sanguínea.

activar la circulación sanguínea y calmar la mente, además de fortalecer el cuero cabelludo evitando la caída de los cabellos.

Finalice esta manipulación tal como empezó, los dedos pulgares en la frente y los cuatro dedos a los lados ejerciendo mayor presión, y mueva los dedos pulgares a los lados realizando pequeños círculos en sentido de las agujas del reloj, y al ritmo de la música relajante. Empiece este movimiento entre el principio de la frente y donde comienza el cuero cabelludo, contando siete veces, y dejando los demás dedos fijos, controlando así la alineación de los dedos pulgares, siendo los encargados de mantener el equilibrio y desbloqueo de los siete chakras, con el fin de encontrar en nuestro interior un sentimiento de compasión y empatía, que nos permitirá ayudar y amar todo lo que nos rodea, en vez de odiar, manteniendo mayor coordinación del cuerpo, mente y espíritu, todo ello en función de mejorar nuestra calidad de vida.

Masajes en la cara

Siga en su misma posición al frente de la cabecera de la mesa de masaje, sin aceite en las manos, y respetando la modalidad del **masaje facial**, que también estimula la circulación sanguínea y la oxigenación de los tejidos de la cara, siendo su función la relajación por medio de la estética, mediante el uso de accesorios y cremas especiales para el cuidado de esta, logrando reafirmar y rejuvenecer la piel de la cara.

Frote sus manos sin aceite, ayudará a mantener sus manos tibias para el momento en que toque la cara del cliente, esto con el fin de evitar sobresaltarlos, y perturbar de una forma brusca la relajación lograda, con el toque de las manos frías.

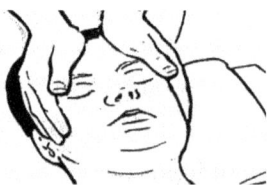

Figura 67. Colocar la palma de las manos en la frente. Relajación del músculo frontal.

Coloque la palma de sus manos en la frente y suavemente deslice de lado y lado haciendo presión suave (ver figura 67), puede también realizar movimientos circulares con la misma posición de las manos y con la misma presión usada en la manipulación anterior, relajando de esta manera el músculo frontal.

Esta técnica ayuda a eliminar el dolor de cabeza frontal, ejerciendo presión, logrando comunicación con el sistema nervioso, que es la estación de control del cuerpo humano.

Antes de continuar con el masaje de cara podemos hacer un paréntesis para conocer un poco de los nervios faciales, que son dos, uno de cada lado de la cara, este nervio lleva información entre el **encéfalo** (órgano que controla todas las funciones del ser humano, pensamientos, memoria, emociones, respiración, apetito, temperatura, en fin, es un todo) y los músculos de las expresiones faciales.

Debido a este nervio, podemos sonreír, llorar, fruncir el guiño y muchas otras expresiones como movimientos faciales al comer, beber, hablar, gritar, entre otros (ver figura 68).

El daño de este nervio puede causar traumas, parálisis facial, caída de la cara, ojos secos, lo cual debe **consultar con su médico general.**

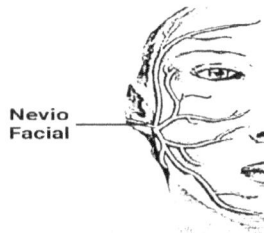

Figura 68. El nervio facial.

Continuando con el masaje en la cara es importante incluir las orejas, área que también puede necesitar un buen masaje, que ayudaría a aumentar la energía y la concentración, y también a la desintoxicación.

Deje la misma posición de las manos en la región de la cara, ubicando el dedo meñique y el dedo índice a la altura del trago de la oreja (ver figura 69), y los demás dedos en la cara solo aplicando la técnica de vibración.

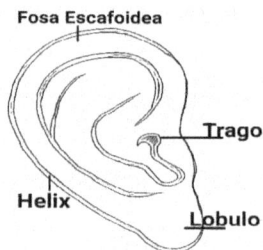

Figura 69. Partes de la oreja.

Continúe ahora con el dedo medio y dedo índice ubicándolo en el mismo punto a la altura del trago de la oreja, sin tocar la misma, y haga movimientos hacia arriba y hacia debajo, de manera repetitiva, estimulando los nervios faciales, y reduciendo el dolor y la inflamación de los músculos de la cara.

Es de acotar que, entre los beneficios de masajear las orejas, encontramos que promueve la pérdida de peso, relaja el pabellón auricular, y combate el insomnio, también el masaje en los lóbulos ayuda a estimular las terminaciones nerviosas, disminuyendo el estrés y la ansiedad.

Así que con el dedo pulgar y el dedo índice realice el masaje en el lóbulo de la oreja por 30 segundos, frotando y halando hacia abajo, lo que ayudará a eliminar toxinas.

Masajee la oreja, tomando con el dedo pulgar y el dedo índice, la parte de arriba de la oreja (fosa escafoidea), ejerza presión por 20 segundos aproximadamente, y luego baje con movimientos circulares hacia el lóbulo, presionando este por 20 segundos más, y aplicando vibración a fin de eliminar estrés.

Luego realice presión con movimientos circulares usando el dedo pulgar en el punto trago de la oreja, según la **acupresión** (técnica en la medicina tradicional China, consiste en hacer presión en puntos clave del cuerpo para estimular la energía vital), en este se refleja el punto que representa la nariz, logrando la descongestión nasal.

Para finalizar el masaje en la oreja vuelva al lóbulo y presione por 20 segundos más, ello con el fin de eliminar dolores de cabeza y mejorar la vista, ello según la modalidad de **auriculoterapia** (técnica en la medicina tradicional China que estimula puntos específicos en la oreja).

Recuerde que puede realizar el masaje en las orejas trabajando las dos simultáneamente con cada mano.

Coloque sus manos abiertas en la cara del cliente, ubicando los dedos pulgares en la frente (ver figura 70), realice movimientos lentos con todos los dedos circulares, ejerciendo una leve presión, liberando así el músculo frontal, con el fin de poder prevenir dolores de cabeza y fatiga visual. Después, coloque sus dedos índices arriba del pómulo, relajando los músculos oculares, y los demás dedos en la mandíbula aflojando el músculo masetero y la articulación de la mandíbula.

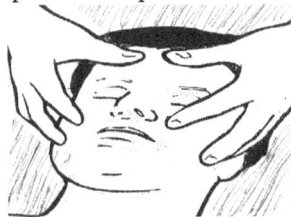

Figura 70. Masaje de la cara.

El beneficio de esta técnica, aparte de abarcar varias regiones faciales, es que al mismo tiempo proporciona calma y tranquilidad, descontracturando los músculos, y mejorando la firmeza de la piel fatigada y desvitalizada.

Para realizar esta manipulación (ver figura 71), con la mano derecha sujete la frente y mueva la cara del cliente hacia al lado, quedando el pómulo izquierdo hacia arriba, y coloque su dedo pulgar izquierdo debajo del pómulo y deslícelo ejerciendo presión hacia la oreja. Ahora, baje su dedo pulgar con la misma presión por la mandíbula en dirección al mentón. Repita esta manipulación varias veces, dedíquele un poco de tiempo.

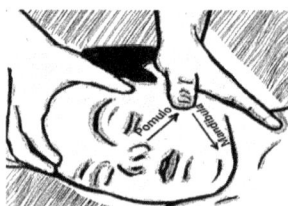

Figura 71. Masaje región facial (pómulo, mandíbula y mentón). Disminuye dolor, reduce inflamación, tensión y estrés.

En la región del pómulo se encuentra el músculo cigomático, el cual es responsable de la sonrisa y expresiones positivas. Su tensión desencadena dolor en otras regiones como la frente, nasal y en los mismos pómulos. Repita la manipulación en el pómulo derecho.

Este masaje en la mandíbula inferior disminuye el dolor en el área, reduciendo inflamación, tensión y estrés, mediante la elasticidad lograda por la presión y deslizamiento del masaje.

Termine el masaje de la cara usando técnica *tapotement*, con la manipulación de toques superficiales como se muestra en el tema **Técnicas básicas del masaje terapéutico**.

Nota: Muchos pacientes, especialmente los nuevos, al cambiar a la posición supino, pierden la relajación, usted se dará cuenta cuando el cliente no vuelve a cerrar los ojos, actúe rápidamente y diríjase a la cabeza y cara, y realice ese masaje para lograr nuevamente la relación.

Hombros, cuello y pectorales

Antes de iniciar con este tema de secuencias, es importante mencionar las siguientes partes del esqueleto humano (ver figura 72):

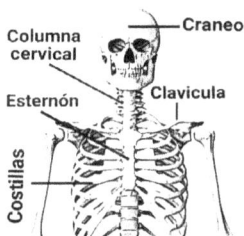

Figura 72. Partes del esqueleto humano.

• **La clavícula** tiene forma de «S», y su función es sostener el hombro.
• **El esternón** protege los órganos que se encuentran en el tórax, corazón y pulmones.
• **La columna cervical** (C1-C7) es la parte con más movilidad de la columna vertebral, es el soporte de la cabeza, permitiendo sus movimientos. Cabe resaltar que se calcula que movemos la cabeza aproximadamente 650 veces por hora.

- **Las costillas** son el soporte del esqueleto, cuya función es proteger los pulmones, el corazón, la aorta, la vena cava superior e inferior, el esófago, la tráquea, los ganglios linfáticos y el timo.

Aunado a lo anterior, es de igual importancia señalar los siguientes músculos del cuello (ver figura 73), tales como:

- **Esternocleidomastoideo:** Son dos músculos del cuello, uno de cada lado. Mueve la cabeza a los lados cuando solo se contrae uno, y se mueve hacia adelante cuando se contraen los dos.

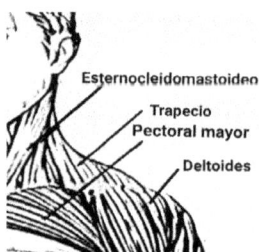

Figura 73. Músculos del cuello.

- **Trapecio:** Eleva la clavícula. Este músculo en la parte del cuello eleva la clavícula, permite rotar la cabeza y aduce la escápula.
- **Pectoral mayor:** flexiona y aduce el brazo, también permite la rotación interna de este.
- **Deltoides:** aducción, flexión y extensión del brazo, también interviene en la rotación interna del mismo.

Una vez realizadas las anteriores menciones, y con una noción básica de ello, es de acotar que podemos masajear estas tres regiones del cuerpo simultáneamente, ya que, una vez masajeadas, cuando estaban en posición prono, nos dará la facilidad de encontrar esta región más flácida, excepto los músculos pectorales, siendo en este punto muy importante que usted le dé una breve explicación al cliente sobre cómo son las manipulaciones en esta área, y, por consiguiente, reciba consentimiento para realizar el masaje, especialmente si su cliente es mujer.

Comience estirando el cuello, flexionándolo al lado opuesto de donde esté usted ubicado. Si la flexión es hacia el lado derecho, coloque la mano derecha en la parte de la cabeza, y la mano izquierda en el hombro, y realice este estiramiento por 20 segundos, luego comience a deslizar su mano izquierda desde el hombro, donde comienza el brazo a la altura del deltoides en dirección a la cabeza, logrando así liberar el trapecio superior (ver figura 74), siga la dirección de la flecha hacia donde dirigirá sus manos.

En estas manipulaciones no necesitará usar aceite, dando seguimiento a las técnicas aplicadas en el cuello, cuando estaba en posición prono.

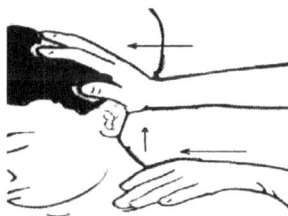

Figura 74. Manipulación sobre hombro y cuello, en dirección a la cabeza.

Repita esta manipulación ahora, empezando por el hombro, donde se encuentra el músculo deltoides anterior, deslizando su mano por debajo de la clavícula con el fin de aflojar los músculos pectorales, llevándolo en dirección al área donde comienza el cuello.

Párese frente a la cabeza del cliente e inicie el masaje con combinación de técnicas. Con el puño semiabierto aplique la técnica de compresión en el hombro, con la otra mano sostenga la cabeza en posición lateral, y comience el masaje donde se encuentra el músculo deltoides hasta donde empieza el cuello (ver figura 75), lo que permitirá aliviar dolores en el hombro, causados por el trapecio, debido a los malos hábitos de postura.

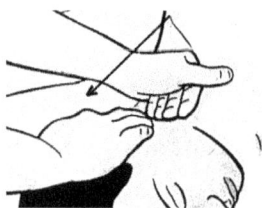

Figura 75. Masaje con combinación de técnicas.

Continúe todo igual y solo cambie a la técnica *effleurage*, deslizando el puño semiabierto, comience en el deltoides y termine donde comienza la oreja. Cuando realice el deslizamiento en el cuello no ejerza mucha presión. Con esta manipulación podrá relajar los músculos del cuello, cuya tensión es causada por posturas nocivas, que se realizan diariamente.

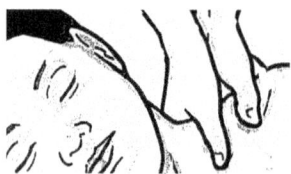

Figura 76. Masaje con manos simulando pinzas.

Igualmente, continúe parado al frente del cliente, y sus dos manos utilícelas simulando forma de pinzas (ver figura 76), colóquelas en el hombro y apriete, muévalo hacia arriba y hacia abajo, con la finalidad de soltar la tensión del músculo trapecio.

Continúe parado al frente de la cabeza de la persona, y comience a aplicar deslizamientos en el pecho, coloque sus dedos debajo de la clavícula, ya que esta será su guía para masajear en esta región, y desplace sus dedos de izquierda a derecha, y viceversa, pudiendo utilizar también el dedo pulgar. En el caso de que desee utilizar el tenar de la mano, es preferible que se pare a un lado del pecho para mejor comodidad, evitar algún incidente y toques inapropiados, por consiguiente, sea muy cuidadoso de no extenderse mucho hacia abajo, especialmente si su cliente es mujer.

Párese al frente de la cabeza del cliente y cuidadosamente aplique compresión con el puño (ver figura 77), manteniendo una presión leve que no ocasione daño ni lastime. Cabe acotar que la mayoría de los masajistas de sexo masculino prefieren obviar esta región, a menos que el cliente lo pida.

Recuerde que el hueso de la clavícula seguirá siendo su punto de referencia para realizar esta técnica.

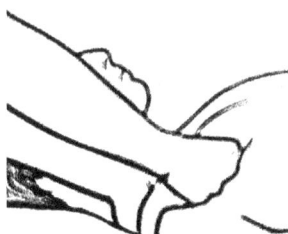

Figura 77. Compresión con el puño

Brazo posterior

Antes de iniciar este tema, es necesario mencionar los músculos del brazo que componen la región posterior (ver figura 78), siendo los siguientes:

- **Deltoides:** es responsable de elevar el hombro, y su función está dirigida al brazo completo, abducción lateral y flexión hacia el frente. Este músculo es muy importante para realizar movimientos del brazo.

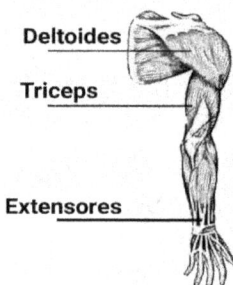

Vision Posterior

Deltoides
Triceps
Extensores

Figura 78. Músculos del brazo posterior.

- **Tríceps:** extensión del brazo y el antebrazo.
- **Extensores:** extienden los dedos.

Ahora bien, sujete la sábana a la altura del hombro del cliente, doble en forma diagonal dejando el brazo descubierto, y levántelo, luego coloque la sábana debajo del brazo y hale la misma hacia arriba por el medio de las axilas, quedando la sábana de una forma segura de no moverse durante las manipulaciones, evitando así cualquier incidente.

Cuando el cliente está acostado en posición decúbito supino brazo descubierto (ver figura 79), las palmas de las manos quedarán hacia abajo, lo que se denomina anatómicamente «visión posterior», es decir, la parte de atrás de la mano.

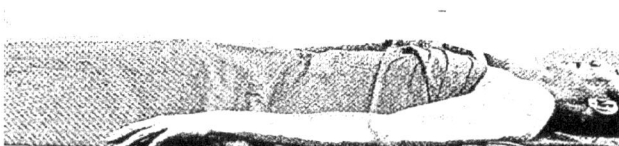

Figura 79. Posición decúbito supino, brazo descubierto.

Las manos son las herramientas fundamentales de los seres humanos, las cuales utilizamos en casi todas las tareas diarias, por lo tanto, necesitan un buen masaje para aliviar la fatiga causada por el desgate físico de los ligamentos y articulaciones. El masaje en las manos es una forma rápida de eliminar el estrés.

Existen puntos estratégicos situados en las manos y órganos del cuerpo, por lo que las manos constituyen piezas importantes en la **reflexología**, ofreciendo un alto poder de relajación, eliminando toxinas del cuerpo de forma natural, mejorando la circulación sanguínea, reduciendo el insomnio y cansancio, así como también favoreciendo el embellecimiento de las manos.

Frote un poco de aceite en sus manos, y empiece a expandir y frotarlo en la mano del cliente con la intención de calentar los músculos y las articulaciones. Utilice el dedo pulgar y el dedo índice para masajear cada dedo, puede comenzar con

estiramientos de los dedos, luego aplique deslizamiento utilizando su dedo índice y pulgar
desde la base de estos hacia la yema del dedo, donde
puede ejercer la presión usando la técnica de vibración, y realice movimientos circulares en las articulaciones, sin lastimar o causar dolor. Repita esta
manipulación en cada dedo.

Continúe el masaje en la parte posterior superior
de la mano, realizando manipulaciones de deslizamiento hacia arriba, utilizando sus dedos pulgares, mientras que sus otros dedos, situados en la palma
de la mano, son usados para lograr mayor estabilidad (ver figura 80). Es de resaltar que, en esta parte de

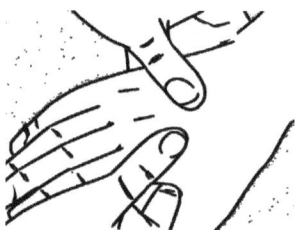

Figura 80. Masaje
en la parte posterior
superior de la mano.

la mano, la piel es bastante
delgada, por lo que debe
tratar de lubricarla lo mejor
posible.

Levante la mano del
cliente con sutileza, manteniendo en lo posible su
comodidad, y empiece a
masajear la palma de la
mano con sus dedos pulgares desde el centro hacia los
lados, subiendo hasta la muñeca, donde debe realizar
movimientos circulares.

Por último, entrelace los dedos de sus manos con
los dedos de la mano del cliente, y sujete con su otra
mano el brazo a la altura del codo, y realice
movimientos de flexión, con el fin de obtener un buen

relajamiento de los tendones. Realice estos movimientos (ver figura 81).

De seguida, diríjase al antebrazo realizando el masaje de deslizamiento con la palma de la mano, comenzando en la muñeca en dirección al codo. En esta parte del cuerpo encontrará mucha tensión en los músculos extensores, causado por el trabajo repetitivo de los dedos de las manos.

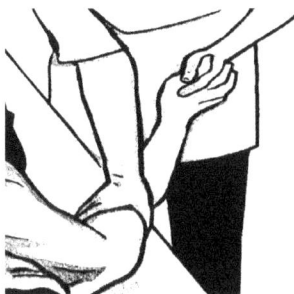

Figura 81. Masaje con movimientos de flexión en el brazo a la altura del codo.

Después de realizar varios deslizamientos, aumente la presión ejercida lentamente, recuerde que la presión fuerte y repentina puede causar dolor, lo que hará perder la relajación del cliente.

Párese a la altura de las caderas y con una de sus manos sujete la mano del cliente con el fin de evitar que el antebrazo se mueva.

Coloque en la muñeca el dedo pulgar de su otra mano y ejerza presión, deslizando su dedo pulgar hacia la región del codo (ver figura 82), con el fin de relajar los músculos extensores del antebrazo, los cuales acumulan mucha tensión y pueden causar

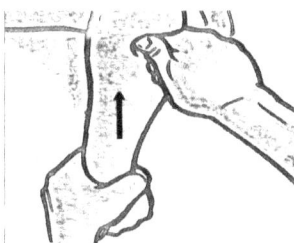

Figura 82. Masaje para relajar músculos extensores del antebrazo.

dolor en el codo y la muñeca. Repita esta técnica aproximadamente de tres a cuatro veces.

Continúe parado a la altura de las caderas, y tome el antebrazo o la mano del cliente asegurándose de que el brazo se encuentre firme en la mesa de masajes. Luego aplique presión en el bíceps con la mano abierta, subiendo hasta el deltoides anterior (ver figura 83), donde puede aumentar la presión. Deslice su mano al brazo lateral y comience a masajear en el hombro el músculo deltoides lateral, luego realice deslizamiento hacia arriba y hacia abajo, y, para aumentar la presión, utilice el puño. Deslice su mano nuevamente hacia el bíceps con la mano abierta aplicando la técnica *effleurage*, con la finalidad de aflojar el músculo bíceps, que permitirá aplicar posteriormente técnicas donde puede ejercer mayor presión.

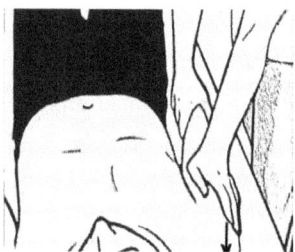

Figura 83. Masaje para relajar el bíceps.

Continúe al lado de la mesa de masaje, a la altura del brazo del cliente, cuyo antebrazo debe estar levantado, y su mano izquierda debe estar posicionada en la mano o en la muñeca del cliente, ya que con la mano derecha debe aplicar compresión alrededor del músculo bíceps (ver figura 84), luego aplique *petrissage* o amasamiento en la misma región, logrando estabilizar y dar equilibrio en el músculo bíceps, evitando molestias por falta de movilidad, dolor al levantar el brazo, dolor reflejado en el hombro y debilidad muscular del brazo.

La técnica de fricción es la más común para masajear **el codo** con los dedos pulgares, primero aplique compresión y luego frote las fibras del tendón, empiece frotando suavemente, aumentando la presión y friccione de un lado a otro las fibras del

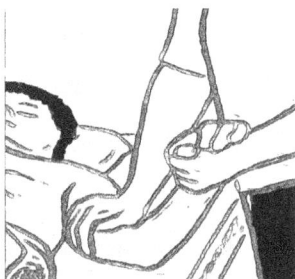

Figura 84. Compresión alrededor del músculo bíceps.

tendón, deslice sus dedos en el borde exterior del codo donde sienta la parte ósea sobresaliente. Este punto lateral del codo ayuda a mejorar la afección dolorosa conocida como epicondilitis o codo de tenista, que afecta los músculos y tendones del antebrazo que extienden la muñeca y los dedos.

Para finalizar, utilice su mano abierta y aplique *efflourage*, cubriendo toda la articulación, tenga cuidado de no ejercer mucha presión en la parte conocida comúnmente como el hueso de la risa, que no es nada más que una parte sobresaliente del hueso húmero, por donde pasa el nervio cubital. Recuerde, que la presión muy fuerte puede sentirse como un pequeño golpe que aplasta este nervio cubital, causando un fuerte dolor, pero de corto tiempo, que abarca el brazo hasta el dedo meñique, conocida de forma coloquial como «dolor de la suegra», irónicamente dolor intenso pero breve. Dolor que la mayoría de nosotros hemos sentido alguna vez al golpearnos el codo.

Tome con sus dos manos la muñeca y hale el brazo hacia afuera (ver figura 85), empiece a aplicar la técnica de sacudir, con el fin de estimular los tejidos blandos y nervios, aliviar la tensión muscular del brazo y disminuir el estrés.

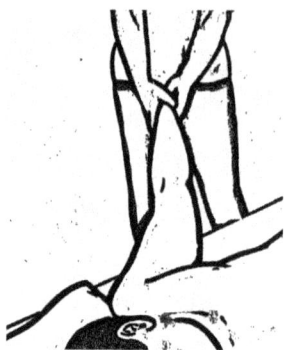

Figura 85. Aplicación de técnica sacudir.

Finalizando de esta manera la manipulación del brazo visión posterior, cubra con la sábana, evitando el enfriamiento de esta extremidad superior.

Repita las mismas técnicas en el siguiente brazo.

Pierna - visión anterior

La cadera es la articulación que une al hueso fémur de la pelvis, por lo general, tendemos a creer que es lo mismo, pero en realidad no es así, puesto que la pelvis es la parte que está ubicada debajo del abdomen y en los dos huesos de la cadera. Es la que conecta la parte superior e inferior del cuerpo humano, siendo diferente entre el hombre y la mujer. La función de la pelvis es soportar el peso del cuerpo superior, ayudar a caminar y proteger algunos órganos.

Visto lo anterior, es necesario mencionar los siguientes huesos de la pierna (ver figura 86):

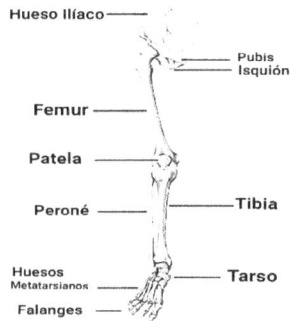

Figura 86. Huesos de la pierna.

• **Hueso ilíaco**: también llamado hueso coxal, conocido como el hueso de la cadera, está compuesto por tres huesos: ilion, isquion y pubis.

• **Patela**: conocido también como rótula, protege la articulación de la rodilla, y actúa en forma de palanca de los músculos para doblar y enderezar la pierna.

Los huesos del pie se encargan de sujetar, estabilizar y amortiguar el pie cuando se camina.

Aunado a lo anterior, es importante igualmente mencionar los siguientes músculos (ver figura 87), tales como:

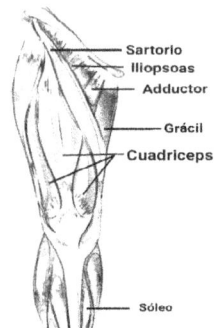

Figura 87. Músculos de la pierna.

• Músculo sartorio: ayuda a cruzar las piernas.
• Iliopsoas: hace mayor flexión y rotación externa del muslo. Ayuda en la flexión de la columna si la pierna esta fija.

113

- Aductor mayor: aducción, flexión y rotación del muslo.
- Cuádriceps: grupo muscular compuesto por el vasto intermedio, recto anterior, vasto externo y vasto interno. Se encarga de la extensión de la pierna o de la flexión del muslo.
- Sóleo: flexión plantar del pie.

Ahora bien, es importante acotar que para descubrir la pierna en posición decúbito supino, debe seguir las mismas instrucciones que se indican para descubrir la pierna en posición decúbito prono, y recuerde que tiene que asegurar la sábana colocándola debajo de la pierna (ver figura 88), para ofrecer mayor seguridad y respeto a la intimidad del cliente.

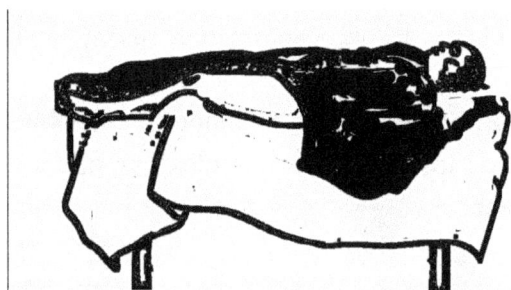

Figura 88. Posición decúbito supino, pierna descubierta.

Para comenzar el masaje en cualquier parte del cuerpo, lo ideal es aplicar la técnica de *effleurage*, ya que permite esparcir el aceite, con mayor facilidad, en toda la región a trabajar, en este caso la pierna en posición supino. Se comienza frotando el aceite por el pie subiendo hasta el muslo (ver figura 89), y es importante expandir el aceite lo mejor posible de manera que quede totalmente lubricada esta extremidad inferior.

A medida que se repite deslizamiento, puede ir aumentando la presión ejercida, pero se debe tener en cuenta que muchas personas son muy susceptibles a la presión en ciertas áreas de las piernas, por lo que, si su cliente siente dolor, disminuya la presión inmediatamente.

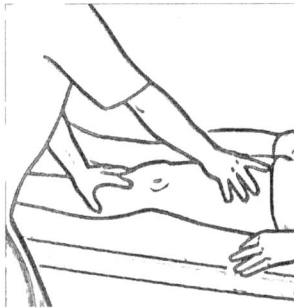

Figura 89. Técnica de *effleurage*, sobre pierna en posición decúbito supino.

En otros casos, el cliente puede ser propenso a las cosquillas, muy sensible al tacto, para este tipo de personas lo más conveniente es aplicar compresión un poco fuerte sin mover su mano, con esta manipulación podrá masajear tranquilamente la pierna, si es que el cliente sienta cosquilleo.

Comience a masajear el pie, tomándolo con sus dos manos, de manera que sus dedos pulgares queden en el empeine (ver figura 90), deslice sus dedos pulgares hacia arriba, siempre en dirección al corazón, debe realizarse de manera

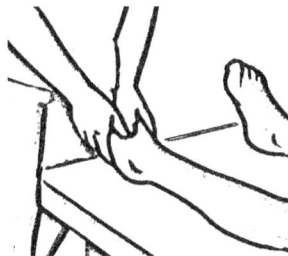

Figura 90. Masaje en el área del pie (empeine).

calmada y pausada para disminuir la inquietud, calmar el nerviosismo, preocupaciones y miedos. Repita tres veces esta manipulación.

Use los dedos pulgares para trabajar las inserciones del tobillo, realice movimientos circulares y vibraciones en las inserciones musculares que rodean el tobillo, suavizando la unión entre el pie y la pierna.

Comience friccionando la pierna frontal, conocida coloquialmente como la «espinilla», y empiece con sus manos abiertas frotando desde abajo hacia arriba, colocando una mano en la parte interna y la otra en la parte externa de la pierna.

Use los pulgares aplicando la técnica fricción transversal, comenzando un poco más arriba del tobillo, coloque el dedo pulgar en el centro de la pierna frontal donde sienta el hueso de la tibia, que es fácil de palpar, y comience por el lado externo de la espinilla, llevando el dedo pulgar en dirección transversal, hacia abajo, donde se encuentran el músculo gemelo y el músculo sóleo, moviendo sus manos hacia arriba hasta llegar donde comienza la rodilla. Repita esta manipulación en la parte interna de la pierna de la misma manera, con la finalidad de calentar y relajar estos músculos que frecuentemente son fatigados y lastimados, causando dolor de leve a moderado, por la tensión excesiva causada por ejercicios repetitivos, correr, caminatas, estar parado por mucho tiempo, entre otros.

Siguiendo con el masaje, coloque las manos entrelazadas (ver figura 91), dándole la facilidad de masajear la parte interna y externa de la pierna o espinilla al mismo tiempo, y aplique doble compresión utilizando el tenar de las manos. Comience en el tobillo hasta la rodilla.

Luego, con una sola mano utilizando el tenar, haga movimientos circulares en la parte externa de la pierna, relajando el músculo tibial posterior, ya que cuando este músculo se tensiona

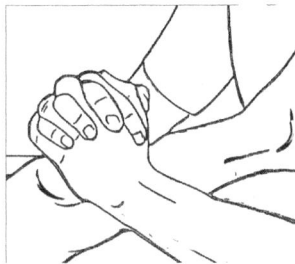

Figura 91. Masaje con manos entrelazadas.

puede causar calambres o sentir dolor referido en las rodillas.

Recuerde que cuando haya inflamación y dolor intenso en la rodilla, **refiera a su cliente al médico general.**

Posterior a ello, con una mano y un poco de aceite frote la rodilla, ya lubricada y calentada esta articulación, le facilitará el masaje. Frote muy bien los lados de la rodilla externa e interna.

Con su dedo pulgar aplique fricción profunda alrededor de la rodilla y luego friccione en los lados de la rodilla con la mano abierta, preparando los músculos para aplicar la técnica de amasamiento en la parte interna y externa de la rodilla. Termine el masaje colocando su mano en la rótula y realice movimientos circulares con el objetivo de darle movimiento a la rótula evitando que esta quede fija y se desgaste.

Flexione la rodilla del cliente, asegurándose de que este quede bien cubierto, con el fin de no exponer sus partes íntimas.

Con su mano abierta y luego con los pulgares, comience el masaje primero en la parte externa y luego en la interna de la pierna, desde arriba hacia abajo, en dirección al tobillo, y aumente la presión cada vez que repita la técnica.

Para finalizar, tome la pierna con sus dos manos, colocando los dedos en la parte posterior de esta, y los pulgares arriba en la parte frontal, quedando las yemas de los dedos en la parte posterior o atrás de la pierna, hale los músculos hacia arriba en dirección a la parte anterior de la pierna, logrando así masajear nuevamente los músculos gemelos, sóleo y por supuesto el músculo tibial (ver figura 92).

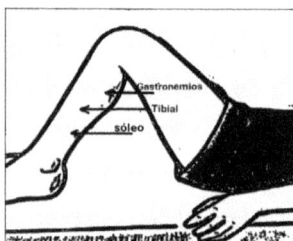

Figura 92. Pierna flexionada.

Caliente y afloje con las palmas de las manos, y realice un deslizamiento sobre los músculos del muslo anterior. Frote muy bien el aceite en esta región del cuerpo, tomando en cuenta que en esta parte se encuentran los músculos que conforman el cuádriceps (ver figura 93), el

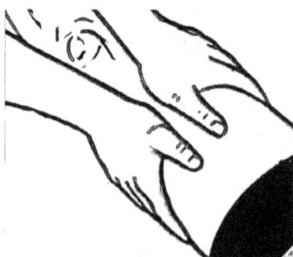

Figura 93. Masaje sobre músculo cuádriceps.

más voluminoso del cuerpo humano, por lo tanto, puede ejercer presión fuerte sobre estos, tomando en consideración la sensibilidad del cliente, muchas personas pueden sentir cosquillas, mientras otros pueden sentir dolor.

Es común en los deportistas el dolor en las extremidades inferiores, especialmente en los muslos. Este dolor es causado por la tensión excesiva en los músculos cuádriceps, produciendo contracción involuntaria, el mismo no es limitante para realizar actividades, pero causa molestia, por lo que se recomienda el masaje para aflojar los músculos y así evitar estos dolores.

Recuerde que para realizar masajes con los nudillos sus manos deben estar cerradas, formando un puño, y sus brazos deben estar rectos. Coloque sus manos en el muslo frontal y empiece a usar compresión con los nudillos (ver figura 94), con el fin de eliminar las contracturas musculares. Esta manipulación es efectiva para masajes descontracturantes, cabe resaltar que nunca se debe comenzar con esta. Repita la manipulación deslizando los nudillos en la región central y lateral externa del muslo.

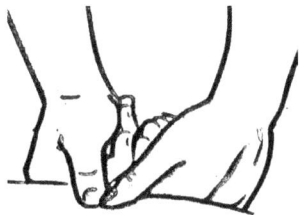

Figura 94. Técnica de compresión con los nudillos.

Es de resaltar, que la compresión es una técnica muy eficaz en áreas de músculos grandes. Coloque su mano sobre la otra mano y sitúela en el área que desea trabajar (ver figura 95), empújela hacia abajo en los tejidos, luego levante la mano y comience en otra área diferente, y dependiendo de la contractura muscular aplique presión que puede ser ligera, suave o profunda. También puede realizar movimientos de balanceo, mientras está ejerciendo presión, estimulando así el sistema parasimpático y logrando relajación de músculos tensos y aliviar dolores agudos.

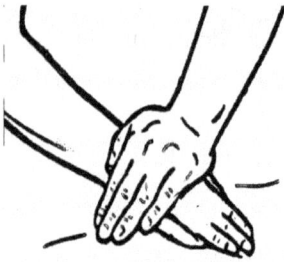

Figura 95. Técnica de compresión, con una mano sobre otra.

En lo que respecta a la fricción, es una técnica comúnmente usada en algunas áreas del cuerpo, como las articulaciones (ver figura 96), en el hombro, brazos, manos y pie, y se realiza en los tejidos blandos con los dedos y los pulgares, con el beneficio de incrementar el rango de movimiento, lograr alivio y recuperación, también disminuyendo el dolor.

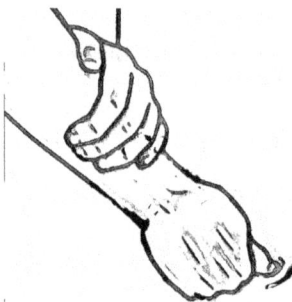

Figura 96. técnica de fricción en articulaciones.

Friccione con el dedo pulgar en áreas muy tensas de la pierna o el muslo, ayuda en aquellos casos cuando el músculo se encuentra muy tenso, causando un dolor agudo en esas regiones. Esta técnica es muy efectiva para masajear cicatrices, siempre y cuando no estén abiertas. Es de acotar que es muy común en pacientes que son deportistas tener cicatrices en esta región.

Use esta misma posición de las manos, comience un poco más arriba de la rodilla, profundice con el dedo pulgar y comience a palpar el músculo con el pulgar, le servirá de guía para hacer seguimientos en dirección al músculo. Cuando encuentre tensión o sienta que el músculo se encuentre rígido, detenga su mano, use los nudillos y aplique la técnica compresión.

Una vez finalizada la manipulación en el centro del muslo, deslice sus nudillos en la parte lateral externa de la pierna, comenzando de abajo hacia arriba con la finalidad de aflojar la banda iliotibial que causa dolor en la parte lateral externa de la rodilla.

Para finalizar el masaje en la pierna comience a trabajar los aductores que se encuentran en la parte interior de la pierna.

Termine el masaje de esta región del cuerpo trabajando la parte interna de la pierna, flexione la rodilla, tomando debidamente las precauciones de drapeado antes mencionadas.

Trabaje esta región de la pierna con el antebrazo, con la finalidad de abarcar los músculos que se encuentran en esta parte interna de la pierna. Use el antebrazo y comience a deslizarlo empezando en la rodilla (ver figura 97), y con su otra mano sujete la pierna para no causar movimientos, logrando más estabilidad. Finalice en la parte superior de la pierna, siempre con precaución de no hacer toques inapropiados, ya que esta parte se encuentra muy cerca de los genitales.

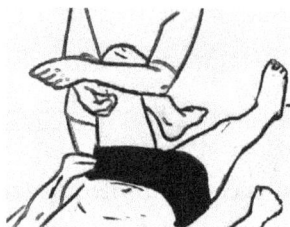

Figura 97. Masaje de los músculos aductores.

Los músculos que se encuentran en esta región son los aductores que ayudan a mantener el equilibrio y estabilidad, también acercan la pierna a la línea medial del cuerpo, permitiendo cerrar las piernas.

Masaje opcional

Abdomen y pies

Abdomen

El colon o intestino grueso es la última parte del tracto gastrointestinal, comienza a la derecha de la parte baja del abdomen y está compuesto por colon ascendente, transverso, descendente y recto (ver figura 98). Su longitud es de 1.5 metros. Convierte los desechos de alimentos digeridos en heces, absorbiendo agua y cambiando el estado de líquido a sólidos.

El masaje en el área del abdomen, como en los pies, se indica como opcional,

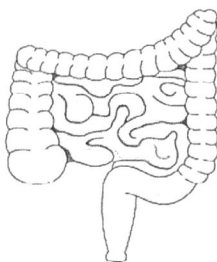

Figura 98. Colon o intestino grueso.

ya que en ambos masajes se requiere el permiso del cliente, como ya se ha mencionado anteriormente. Es de resaltar que las técnicas y conceptos que usamos en la secuencia de masaje terapéutico son muy diferentes a las modalidades que se usan en esta región, específicamente como **masajes reductores y reflexología**.

En el caso de cliente femenino, para dejar el abdomen descubierto, debe usar una toalla colocada en la parte superior, de la misma manera como usa la toalla para cubrir las partes íntimas del cliente. Solo que esta vez se requiere de su ayuda, así que pídale que sujete los extremos de la toalla en la parte superior (ver figura 99), mientras usted está ubicado a la altura de las caderas.

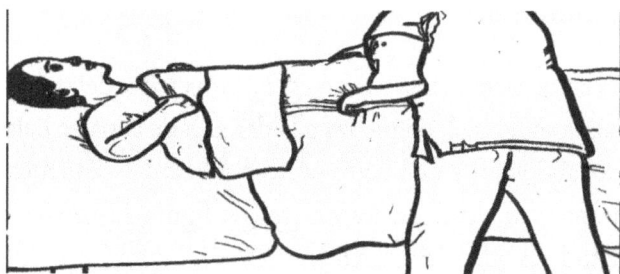

Figura 99. Cliente en posición decúbito supino, sujetando extremos de toalla en la parte superior.

El masajista debe halar la sábana hacia abajo en dirección a la pelvis, quedando el abdomen descubierto, y debe doblarla apropiadamente, a fin de evitar que se mueva durante la manipulación, y pueda causar un incidente.

Para masajear el abdomen, comience con la **respiración diafragmática**, lo que se conoce también como respiración abdominal, la cual se basa en movimientos del diafragma, siendo el principal músculo de la respiración. Cabe resaltar que cuando este músculo se lesiona, puede causar dolores lumbares, dorsales y en las costillas.

La respiración diafragmática contribuye a estimular la oxigenación sanguínea, aliviar la ansiedad, activar el cuerpo para la ejercitación, y también ayuda aumentar la capacidad pulmonar.

Con vista en lo anterior, vale resaltar que somos un gran número de personas que no respiramos correctamente, causándonos algunas molestias como las citadas anteriormente, pero no conocemos la real causa, la respuesta sencillamente es la respiración.

Es importante mencionar que el ejercicio de respiración nos da la oportunidad de enseñar al cliente cómo debe respirar correctamente (ver figura 100), incluso este ejercicio es muy efectivo cuando somos principiantes en la meditación, por lo que así podemos empezar con la concentración de la práctica de este ejercicio, obteniendo una buena salud en nuestro cuerpo y mente.

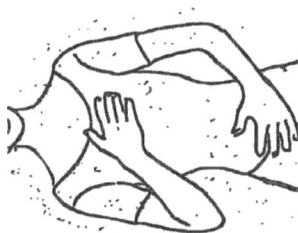

Figura 100. Ejercicio de respiración.

Ahora bien, coloque sus dos manos en el centro del abdomen de su cliente, indique repetidas veces que respire profundo, «¡inhale! ¡exhale! ¡inhale! ¡exhale!», y después, diga: «Respire por la nariz y bote por la boca». Cuando el cliente exhale, presione con sus dos manos, una sobre la otra mano, y presione el abdomen hacia abajo sin causar incomodidad, tampoco molestias, ayudando al cliente a expulsar el aire del estómago.

Colóquese al lado del cliente, a la altura de las caderas, con sus dos manos una sobre la otra, colóquelas a la altura del apéndice, ubicado en la parte inferior del abdomen, del lado derecho, y comience a deslizar sus manos siguiendo el sentido del reloj (ver figura 101).

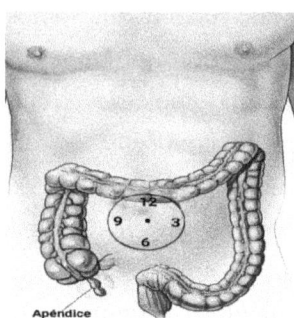

Figura 101. Apéndice, parte inferior del abdomen. Manipulación, siguiendo el sentido del reloj.

Cuando palpe la costilla flotante, deténgase y haga unos cuantos movimientos profundos y circulares, ejerciendo un poco de presión.

Continúe el deslizamiento transversal hacia el centro del abdomen, abajo del tórax (**epigastrio**), conocido popularmente como la boca del estómago, como referencia de su ubicación, se encuentra un poco más arriba del ombligo. Luego ejerza presión leve y realice deslizamientos circulares, estimulando los órganos internos como el hígado y la vesícula biliar, región donde se sienten dolores y malestares relacionados con la ingesta como náuseas, pesadez, torcedura abdominal, ardor, sentir nudos en el estómago, entre otros, que pueden ser causados por la ansiedad y el estrés. De presentar dolores crónicos **visite a su médico general.**

Con sus dos manos una sobre la otra (ver figura 102), continúe el deslizamiento hacia la costilla flotante izquierda, donde se detendrá, y repita la misma manipulación anteriormente indicada.

Una vez terminada la manipulación de movimientos circulares, continúe hacia abajo, donde se detendrá en el

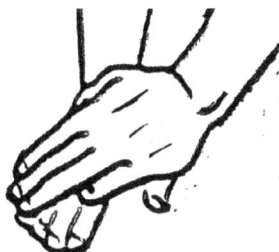

Figura 102. Posición de las manos, una sobre otra.

centro inferior del abdomen, tome como referencia el área debajo del ombligo, y en este punto realice movimientos de deslizamiento hacia abajo, donde debe tener mucho cuidado de no hacer toques inapropiados en las partes íntimas del cliente.

Continúe nuevamente al punto donde empezó, repitiendo todas las manipulaciones por el tiempo de 5 minutos a 10 minutos, finalice el masaje como mismo empezó, con la respiración diafragmática por un lapso menor a un minuto.

Es importante enseñarle al cliente que este trabajo en el área del vientre también se puede realizar como automasaje, es decir, se lo puede practicar la persona tres veces por semana, logrando una cantidad de beneficios como los mencionados, mejorar el funcionamiento de los órganos internos para liberal retenciones de desechos, mejorando la digestión y evacuación a través del aumento de la circulación y el flujo de oxígeno, que estimulará el movimiento del intestino, libera espasmos de los tejidos musculares del estómago, previene y corrige problemas del útero, alivia el estreñimiento, y afloja las paredes abdominales rígidas y tejidos tensos.

Es de resaltar que el masaje en el abdomen es contraindicado para mujeres embarazadas, durante la menstruación, inflamaciones del útero, problemas con los ovarios, trompas de Falopio y úlceras estomacales.

Pies

Están compuestos por 26 huesos, 33 articulaciones, más de 100 músculos, ligamentos y tendones, aproximadamente 7200 terminales nerviosas, 6 meridianos energéticos del cuerpo, como también los órganos y glándulas que se encuentran reflejados en los pies.

Es importante acotar, que solo debe dejar los pies descubiertos para masajear, si el cliente le ha comentado que desea un masaje en estos (ver figura 103), es recomendable dejar este masaje para la última parte que va a trabajar.

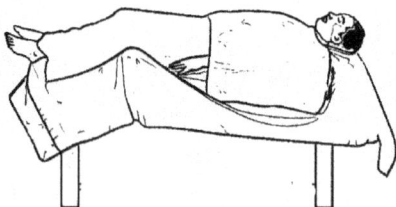

Figura 103. Cliente preparado para recibir masaje en pies.

Siéntese al frente de los pies y comience aplicando compresas de toallas calientes, envolviendo desde los dedos hasta el tobillo en ambos pies. La temperatura de estas tiene que ser agradable, evitando quemaduras.

Al tener los dos pies con toallas calientes, comience a apretar con sus dos manos, cubriendo completamente los pies sobre la toalla, trate de realizar esta práctica en ambos pies al mismo tiempo para aumentar el flujo sanguíneo, permitiendo aliviar contracturas musculares, aumentar la elasticidad de los tejidos, dilatando los vasos y promoviendo la irrigación, aliviando inflamaciones, disminuyendo la rigidez muscular de las articulaciones, y continúe presionando las toallas hasta que estas se enfríen.

Una vez que las toallas se enfríen, remuévalas y aplique aceites esenciales, humedeciendo totalmente los pies, luego aplique las técnicas de los temas anteriormente mencionados en el masaje de las extremidades inferiores. Trabaje los pies simultáneamente, ejemplo, realice técnicas de fricción en el pie izquierdo, termine con este pie, y comience ahora a realizar fricción en el pie derecho, y así sucesivamente con todas las manipulaciones que vaya a realizar.

Los pies son las partes del cuerpo a las que no le damos el tratamiento y cuidado que merecen, y muchas veces son olvidados, recuerde que en los pies se puede reflejar muchas más cosas de las que imaginamos, como el estado de ánimo, carácter y salud de las personas, por eso la importancia de realizar un buen masaje en estos, ya que se puede lograr el equilibrio entre la mente, cuerpo y espíritu, donde vamos a encontrar la relación que existe entre los cinco elementos y la armonía general del individuo.

Hipócrates, padre de la medicina, menciona los elementos cuando describía el cuerpo humano, siendo **los cinco elementos** (ver figura 104) una teoría de la medicina tradicional con más de cinco mil años de antigüedad, y factor importante en la medicina ayurveda, como base para realizar su práctica, describiendo la relación que existe entre la naturaleza y nuestro organismo.

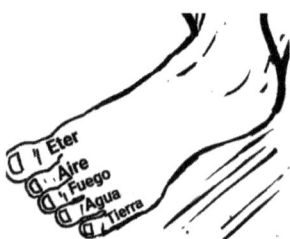

Figura 104.
Representación de los cinco elementos en los pies.

Según esto, cada elemento corresponde y se relaciona con los sentidos, órganos y sistema de nuestro organismo.

Las relaciones que existen entre los elementos y el cuerpo humano son muchas, las más destacadas son las siguientes:

- **Tierra:** concerniente a los huesos, cartílagos, músculos, sentido del olfato, nariz y ano. Colabora en la estabilidad de la mente.

- **Agua:** la proporción de agua en el cuerpo es de 70 %, está relacionado con el gusto, sangre, linfa y los genitales, y con emociones, sentimientos, cualidades como la compasión, la amabilidad, la cortesía, entre otros.

- **Fuego:** la digestión, la vista y los pies. Ayuda a despejar la mente.
- **Aire:** extremidades, tacto e impulsos nerviosos. Se relaciona con la respiración y cambios de pensamiento.
- **Éter:** oídos y cuerdas vocales. Hacer fluir la comunicación y expresión, y se relaciona con la conciencia.

Cada dedo representa un elemento, ayudando al equilibrio del cuerpo, por lo que el cliente se sentirá relajado, en armonía, incluso saludable, siendo esto un principal beneficio del masaje de los pies.

Ahora bien, finalice el masaje de los pies friccionando y aplicando compresión en las articulaciones de cada dedo, comenzando por el dedo meñique y finalizando en el primer dedo, conocido coloquialmente como el «dedo gordo del pie».

Cierre de la sesión
de masaje

Cubra totalmente al cliente, como se muestra en el cambio de decúbito prono a decúbito supino.

Recuerde que existen diferentes formas de finalizar el masaje, usted puede usar la forma que crea conveniente, siempre siguiendo las reglas del código de ética profesional del masajista terapéutico. A continuación, le mostraremos algunos ejemplos que no indican que usted tiene que realizar el cierre de esta manera, puede finalizar el masaje de la forma que más le convenga.

- Siéntese al frente de la cabeza del cliente, coloque sus manos debajo de la espalda a la altura de los omoplatos y deslice sus manos hacia afuera masajeando el cuello y haciendo movimientos circulares en el cuero cabelludo. Repita esta manipulación dos veces más, desconecte sus manos del cuerpo y realice pequeñas sacudidas en estas, rompiendo así las conexiones de energías encontradas durante el masaje.

- Siéntese al frente de la cabeza del cliente y coloque sus dedos pulgares en el medio de las cejas, y los demás dedos colóquelos en el cuero cabelludo, ejerza presión por 10 a 30 segundos, continúe y deslice los dedos pulgares a la frente superior, hacia el cuero cabelludo, y realice movimientos circulares en este, continúe con sus dedos hacia las orejas, masajéelas por corto tiempo y desconéctese del cuerpo del cliente, soltando sus manos y llevándolas hacia abajo, sacúdalas y agradezca mentalmente.

- Coloque sus pulgares un poco más arriba en el medio de las dos cejas, presione por 10 a 20 segundos para activar la **glándula pineal**, que se encarga de producir melatonina, la cual regula el biorritmo del organismo, es como nuestro reloj biológico, aumenta cuando está de día y disminuye cuando estamos a oscuras. Está encargada de vigilar o controlar la vigilia y el sueño. Recuerde que la producción de melatonina disminuye con la edad, por lo tanto, determina el envejecimiento normal del cuerpo.

Este punto entre las cejas y en el medio de la frente también conocida como el tercer ojo, considerado como «la madre de los siete chakras», y también conocido como «sede del alma» (ver figura 105), representa intuición, imaginación, sabiduría interior y visualización. Si este punto se encuentra desequilibrado puede presentar síntomas de ansiedad, fobias, problemas de concentración, depresión, migrañas y hasta problemas de vista.

Continúe y deslice sus dedos de manera recta en el medio de la frente, subiendo en dirección a donde comienza el cuero cabelludo, y comience a presionar con los dos dedos pulgares, haciendo cortos y pequeños deslizamientos, uno a la izquierda y el otro a la derecha como si estuviera abriendo el cerebro por el medio, por la cisura interhemisférica. Realice esta manipulación siete veces con el propósito de alinear y desbloquear los siete chakras, logrando que la energía fluya desde el cosmos. Los beneficios de esta manipulación son los siguientes:

- **Primer chakra:** Se bloquea con el miedo. Su buen funcionamiento nos ayuda a tomar buenas decisiones.
- **Segundo chakra:** Se bloquea con la culpabilidad. Desbloqueado nos ayuda a superar los problemas.
- **Tercer chakra:** Cuando está bloqueado padecemos de vergüenza. Nos da la posibilidad de mejorar y crecer como persona.
- **Cuarto chakra:** Se estrecha con el dolor y la tristeza Cuando está limpio nos ayuda con la interacción humana, mejora la comunicación y relaciones.
- **Quinto chakra:** Tiende a bloquearse con la mentira y el autoengaño. Cuando está desblo-

queado contribuye a entendernos mejor. Colabora con la creatividad personal.

- **Sexto chakra:** El individualismo y egoísmo contribuye a bloquearlo. Tercer ojo relacionado con la espiritualidad divina.

- **Séptimo chakra:** Se bloquea con el amor a lo material, apego al mundo. Ubicado en la coronilla, permite la vinculación con el infinito. La eternidad de la mente.

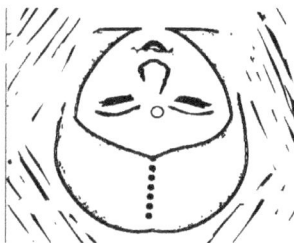

Figura 105. Tercer ojo, considerado como la madre de los siete chakras.

Después, despegue sus manos del cuerpo del cliente, desconecte la energía y eleve su estado de ánimo, tomando como premisa la frase «Ayudar a quien debe de ayudar».

Si la última región que trabajó en la sesión de masaje fue los pies:

Coloque ambas manos debajo de cada talón, deslice sus manos por las plantas de los pies, apriete y flexione suavemente los dedos de estos, y termine tomando el dedo gordo en cada mano, fricciónelo y levántelo suavemente, luego despegue sus manos del cuerpo del cliente a fin de romper cualquier energía de conexión adquirida en el masaje.

Guarde silencio por pocos segundos, haga una meditación de reflexión y de agradecimiento, según sea su fe o creencia.

Comente al cliente con sutileza que la sesión de masaje ha terminado, seguidamente puede hacer algunos comentarios y recomendaciones al mismo, si es que encontró alguna área que requiera masajear, como, por ejemplo: «Su espalda tiene muchos nudos le recomiendo otro masaje» o «su pierna izquierda tiene mucha tensión le recomiendo estiramientos». No especifique, el cliente puede estar muy relajado y entender que sus recomendaciones son como un diagnóstico. Recuerde que solo el médico puede diagnosticar.

En caso contrario, felicítelo por su buen cuidado personal, por ingerir mucha agua, buena alimentación, ejercitación y, sobre todo, por su gran personalidad espiritual y positivismo.

Dele gracias al cliente por venir a su lugar de trabajo y puede hacer un comentario como: «Espero se sienta mejor, puede vestirse y lo espero afuera».

Retírese inmediatamente de la habitación dando tiempo a que el cliente se vista, lave sus manos y antebrazos con agua fría con el fin de romper la conexión de energías durante la sesión de masaje, luego seque bien sus manos y haga pequeños movimientos de estiramientos en sus dedos y manos, será beneficioso y necesario para seguir trabajando con el próximo cliente, pero, sobre todo, para seguir trabajando por muy largo tiempo como masajista terapéutico.

Despedida del cliente

Al encontrarse afuera del cuarto de masaje con el cliente, ofrezca un vaso de agua pequeño de 4 oz o 6 oz, aproximadamente. Tenga en cuenta que muchas veces la persona está relajada y desea sentarse a conversar, ya que el lugar que usted ofrece es cómodo y relajado, por lo que no provoca retirarse tan pronto, pero quizás usted como terapeuta tiene otro cliente que espera o está por llegar, y debe adecuar el cuarto nuevamente, desinfectarlo, entre otros arreglos, recuerde que también usted tiene que prepararse.

Durante esta breve estadía, indique el precio del masaje, si es que en su póliza no está estipulado que debe pagar antes de la sesión de masaje.

Programe la cita si es que se requiere de otro masaje, comente alguna promoción y ofrezca algún obsequio con fines de publicidad, si los tiene.

Comente que en la próxima cita debe llegar diez minutos antes, haciendo referencia nuevamente a la **puntualidad** y lo importante de cumplir con las horas pautadas.

Es muy probable que el cliente comente cómo se sintió después del masaje, quizás se va a sentir cansado o con ganas de dormir, a lo que usted puede responder que en pocas horas se va a sentir con mucha energía.

Estreche con amabilidad la mano del cliente para la despedida, indicándole la salida, cabe acotar que en algunas oportunidades se despedirá con un abrazo rápido y un beso en la mejilla, dependiendo de la confianza, usted puede responder a esta despedida, pero nunca sea el de la iniciativa, ya que puede incomodar al cliente.

Terapias populares de la medicina alternativa

Antes de comenzar con la breve definición de las terapias alternativas, me gustaría aclarar que también existen las terapias convencionales y complementarias que se tienden a confundir con terapias alternativas, siendo las siguientes:

Terapias convencionales: son aquellas usadas y aceptadas ampliamente por los profesionales de la salud, como, por ejemplo: quimioterapias, radioterapias y cirugías, entre otros.

Terapias complementarias: son aquellas que se combinan con la medicina tradicional, por ejemplo, cuando existe dolor de ciática se toman medicamentos y al mismo tiempo se dan masajes para aliviar el dolor, ejemplo de ello, sería el caso de una persona que padezca artritis, tome algunos medicamentos, pero al mismo tiempo le realicen acupuntura.

Terapias alternativas

Son aquellas prácticas que no se basan en la ciencia y no tienen estudio científico de aprobación, pero en los últimos años, un gran número de personas ha tenido interés en conocer sobre estas terapias y sus prácticas, por sus grandes beneficios. Se clasifican en cinco diferentes prácticas:

- **Terapias biológicas:** se refiere a las hierbas (té verde, te de manzanilla) y sustancias naturales presentes en la naturaleza (carbón, sal marina).
- **Terapias energéticas:** basada en el principio del cuerpo humano y la energía que lo rodea (acupuntura, meditación, oración, chakras).
- **Terapias manipulativas:** manipulación y movimientos realizados por las manos (masajes).
- **Terapia mente-cuerpo:** son terapias complementarias, estimulan la inmunidad y mejoran la mente (yoga, meditación).
- **Sistema médico completo:** son sistemas completos de la medicina alternativa que contiene una filosofía bien definida, descripción de la enfermedad, el diagnóstico y el tratamiento (medicina ayurveda, homeopatía, naturopatía, medicina tradicional china).

Con vista en lo anterior, es necesario mencionar las terapias más populares, siendo las siguientes:

- **Acupresión:** esta práctica consiste en presionar los meridianos usando las manos, pulgares, codos y pies. Restaura la salud por medio del desbloqueo de algunos canales, permitiendo que la energía fluya.
- **Acupuntura:** es una técnica de origen chino y japones, que consiste en introducir agujas en la piel en ciertos puntos específicos del cuerpo, con el fin de aliviar dolores. Regula la presión arterial y el flujo de la sangre.
- **Aromaterapia:** disminuye el dolor, la depresión y la ansiedad. Se frota el cuerpo con aceites esenciales, extractos concentrados de raíces, semillas, flores, aceites y plantas. También puede usar velas aromáticas del mismo aceite con que realizará el masaje, música relajante, luz opaca y un ambiente cálido y relajante.
- **Hidroterapia:** la base principal de esta terapia es promover la salud por medio del agua en diferentes formas, bien sea mediante piscinas, duchas, baños termales, baños polares, caídas de agua en una parte específica del cuerpo y compresas de paños calientes y fríos en determinada parte del cuerpo, como las siguientes:
  - Compresas calientes: aumenta el flujo sanguíneo y la movilidad. Promueve la relajación y alivio del dolor muscular, torticolis y tensión muscular.
  - Compresas frías: disminuye el flujo sanguíneo, actúa como analgésico, también dismi-

nuye la inflamación y evita hematomas. Es recomendada después de sufrir caídas, golpes, o de realizar actividades físicas.

Al finalizar el día, después de realizar ciertas cantidades de masajes, en un recipiente de agua fría introduzca sus manos por intervalo de 10 minutos.

- **Homeopatía:** creada en Alemania en el siglo XVIII, se basa en «lo similar cura lo similar», es decir, este método terapéutico afirma que una sustancia que provoca síntomas en una persona sana se suministra en pequeñas cantidades a una persona enferma, por lo que está persona enferma sanará o se sentirá mejor.

Los remedios, son sustancia de origen natural como extractos de animales, vegetales y mineral, diluidos en alcohol o agua.

- **Masoterapia:** también conocido como masaje terapéutico, que es el contenido de este libro, que se refiere a la combinación de varias manipulaciones basadas en movimientos múltiples y presión realizada con las manos, aplicada en la piel sobre los tejidos, con el fin de producir bienestar en el cuerpo humano. Suele confundirse con **mesoterapia**, que es un tratamiento estético que estimula las células mediante la infiltración de ácido hialuronato, para la hidratación, elasticidad celular y oxigenar los tejidos, eliminando el ácido graso dentro de la célula, sirve para tratar celulitis, obesidad en ciertas áreas y piel flácida. Esta es la razón por la que mencioné la masoterapia en terapias populares, con el objetivo de aclarar esta diferencia que suele prestarse a confusión con frecuencia.

- **Masaje con piedras calientes:** es la combinación del masaje terapéutico con el uso de piedras basálticas de volcanes, que mantienen el calor por largo períodos de tiempos, lo que ayuda a promover la circulación sanguínea, eliminando las toxinas y relajando músculos rígidos. Con este masaje usted tiene la oportunidad de realizar su propia versión breve, la cual sería empezar con el cliente en posición decúbito supino, y una vez en posición bocarriba, dígale que se siente y empiece a colocar las piedras calientes alineadas en la cama en dirección de la columna del cliente. Cúbralas con una toalla y ayude al cliente a recostarse nuevamente. Comience y finalice el masaje con la espalda. Es importante que regule el exceso del calor y lo caliente que pueda penetrar en el cuerpo, a través de dos piedras de mármol, colocando una en la nuca y la otra en la zona lumbar, por lo general, las piedras de mármol mantienen una temperatura fría. Déjelas por lo menos de un minuto mientras usted hace compresión en las palmas de la mano para finalizar el masaje. La temperatura de las piedras no debe ser mayor de 50 °C igual a 122 °F.

- **Masaje deportivo:** esta técnica ancestral practicada por los antiguos griegos y romanos se formalizó en la Unión Soviética en la década de 1960, mientras que en Europa y Estados Unidos en la década de 1970. Este masaje está dirigido a las personas dedicadas al deportes y atletismo, ayudando a prevenir lesiones y a mantener el cuerpo en óptimas condiciones para la actividad deportiva o atlética.

Este masaje activa la musculatura para los entrenamientos intensos y ayuda a recuperarse de lesiones. Las manipulaciones más empleadas son 50 % amasamiento, 30 % fricción y el 20 % de otras manipulaciones. Usted puede hacer su propia versión y secuencias en esta terapia. Algunos terapeutas dedicados solo al masaje deportivo, basan sus prácticas en el peso del cliente, en kilogramos, siendo un ejemplo, si el cliente pesa hasta 70 kilogramos, el masaje será de 60 minutos; si pesa más de 70 kilogramos, añade un minuto más por cada kilogramo.

También es de acotar que el masaje puede ser en determinada región, y se tomará el tiempo de 20 a 40 minutos, en situaciones no críticas.

Se clasifica en tres partes:

- **Masaje previo al evento:** es un masaje de corta duración y se realiza antes del entrenamiento, competencia o actividad deportiva, con el objetivo de aumentar la circulación, flexibilidad, elevar la temperatura corporal y aumentar la frecuencia cardiovascular, en sí, a hacer sentir al deportista mentalmente confiado y seguro.

- **Masaje posterior al evento:** se debe realizar 45 minutos a 5 horas después del evento, con el fin de restaurar el flujo sanguíneo, aliviar el dolor muscular, prevenir calambres y mejorar el tiempo de recuperación para el entrenamiento del próximo evento.

– **Masaje de mantenimiento:** se realiza durante la actividad deportiva, en una determinada región del cuerpo, a fin de restaurar tejidos específicos que se han acortado, y se encuentran tensos y con dolor.

• **Masaje linfático:** no es el masaje apropiado para una relajación, aunque el masajista siempre tratará de relajar al cliente. No causa hematomas ni dolor. Su nombre proveniente del **sistema linfático** (parte del sistema inmunológico que libera células de defensas para combatir bacterias, virus, parásitos, hongos, y ayuda a prevenir algunas enfermedades como alergias, gripe, resfriado y cáncer), está compuesto por vasos y ganglios linfáticos, **órganos linfáticos** (médula ósea, timo, bazo, apéndice) y tejidos linfáticos, distribuidos en el cuerpo para ayudar a filtrar y remover las impurezas del organismo y el exceso de líquidos por medio de la **linfa** (líquido formado por agua, nutrientes y sustancias producidas por las células como hormonas y enzimas). Es parte del sistema inmunitario con la producción de **linfocitos** (células defensoras del organismo), siendo estos responsables de defensa y de lidiar con **microorganismos** (microbio, bacteria) que pueden causar enfermedad.

El masaje linfático, también conocido como «drenaje linfático», es un masaje suave, lento y repetitivo, promueve la principal función del sistema linfático de recolectar y filtrar el exceso de líquido a través de la linfa, también traslada a la sangre, grasa del intestino para producir linfocitos y desarrollar la inmunidad, igualmente remueve residuos y células dañadas. Otro beneficio del drenaje linfático es ayudar a retornar la linfa, ya que carece de un bombeo como el que hace el corazón con el torrente sanguíneo. El masaje linfático es efectivo para la recuperación y cicatrización después de la cirugía. Es de observar que el **masaje linfático no tiene fundamento científico**.

- **Masaje sueco:** esta terapia es una de las más populares en occidente, su finalidad es eliminar tensiones, equilibrar el cuerpo de una forma natural, reafirmar la masa muscular y contribuir a regenerar la energía del cuerpo con el uso de cinco técnicas comunes en la terapia, como deslizamiento, amasamiento, percusión, fricción y vibración, que dan origen a otras modalidades, también basándose en estas técnicas, incluyendo el quiromasaje, muchos definen esta terapia como el arte de la relajación.

Se le debe su origen al fisiólogo sueco Pehr Henrik Ling, quien, en un viaje que realizó a China, aprendió técnicas de masaje que luego unió con sus conocimientos de instructor de gimnasia y desarrolló el masaje sueco para eliminar el estrés, mejorar la circulación, aliviar el dolor corporal, tonificar y revitalizar.

Ling también fue un escritor, médico y educador, y creó un sistema de ejercicios físicos con la idea de corregir vicios postulares, donde incluyó ejercicios de higiene postural y también masajes, los cuales llevan el nombre de masaje sueco debido a su país natal.

- **Masaje tailandés:** es una técnica que jamás será olvidada cuando la reciba, si aún no lo ha hecho, no se pierda la oportunidad de esta gran experiencia de la medicina holística. Es una de las técnicas más relajantes y efectiva para expandir el sistema neuronal, activar el sistema esquelético y mejorar el tejido miofascial. También es la parte de la filosofía de la vida tailandesa, inspirada en la meditación donde la respiración actúa al ritmo del masaje, y en las prácticas milenarias del yoga, relevando las prácticas de posturas y estiramiento.

Los tailandeses consideran que no solo alivia el cuerpo, alivia también el alma. La disciplina de este masaje está compuesta por la técnica de amasamiento de los músculos, manipulación del esqueleto y ejerciendo presión en ciertos puntos de acupuntura y líneas energéticas por medio de la técnica digitopuntura.

Un masaje sin aceite y con ropa adecuada que facilitará el profesional, siguiendo las recomendaciones de no comer por lo menos una hora antes y llegar 15 minutos antes, donde la **puntualidad** es parte de la relajación.

- **Masaje de tejido profundo:** es el masaje que tiene como finalidad deslizar y relajar la superficie profunda del músculo como la fascia. Es un masaje que puede ser incómodo por la profundidad de la presión utilizada para reducir las hormonas del estrés y frecuencia cardiaca, logrando liberar oxitocina y serotonina, y permitiendo que el cliente aprecie un estado de relajamiento, mejorando su estado de ánimo. Esta técnica es usada para aliviar dolores, tanto en la espalda superior como en la inferior, eliminar tensión muscular, rigidez en el cuello y otros.

- **Medicina ayurveda:** su práctica es muy antigua, muchos años antes de la era cristiana, se basa en que la enfermedad se origina del desequilibrio de la fuerza vital del cuerpo, consiste en la evaluación de la persona por medio preguntas, observación de la apariencia general (ojos, lengua, oído, piel), tomando el pulso manual y examinando la orina y heces.

- **Meditación:** técnica utilizada hace miles de años, consiste en la práctica de entrenamiento de la mente y la conciencia para crear un estado mental tranquilo, concentrado y relajado, mejorando el estado de ánimo y obteniendo claridad mental, sin cambiar los pensamientos, sentimientos, la personalidad, ya que se aprende a observarlos sin el juicio y a comprenderlos mejor eventualmente.

- **Naturopatía:** es el sistema de tratamiento de enfermedades donde se evitan medicamentos ortodoxos y cirugía, enfatizándose en el uso de agentes naturales, aire, agua, hierbas, dietas y ejercicios. Sintetizan la sabiduría antigua y la ciencia contemporánea, incluyendo técnicas medicas tradicionales, alopáticas y alternativas.

- **Quiromasaje:** es el masaje que se desarrolla con las manos, donde no se usa ningún instrumento, lo que lo hace diferente del masaje. Sus técnicas se basan en amasar, frotar y golpear, con la intención de restaurar la salud física y mental.

- **Quiropráctica:** se encarga de corregir problemas postulares, realizando ajustes a la columna vertebral y otras partes del cuerpo, usando técnicas como calor, frío, estimulación eléctrica, ejercicios de rehabilitación y relajación. Alivia dolores de forma natural.

- **Reiki:** no está relacionada a ninguna religión, es una técnica de origen japonés. Es la terapia espiritual que canaliza la energía vital, con el objetivo de lograr la armonización y el equilibrio natural de la mente, cuerpo y espíritu, mediante la transmisión de energía vital a través de las manos.

- **Reflexología:** terapia táctil de presión suave en áreas de los pies o las manos, basada en la teoría que señala que diferentes puntos de los pies están conectados con los órganos, glándulas y sistemas del cuerpo.

El cuerpo es atravesado por meridianos que lo dividen en diferentes regiones, por donde circula energía. Por medio de presiones en los pies se reactiva la energía conocida como *chi* o *qui*, previniendo y mejorando ciertas enfermedades. Esta terapia no está avalada por la medicina por la falta de pruebas científicas, aunque existen personas que confirman sus excelentes beneficios y mejorías.

- **Shiatsu:** técnica creada en Japón a principios del siglo xx. En lo que respecta a su etimología, tenemos que *shi* significa «dedo» y *atsu* significa «presión», y se basa en la aplicación de presión con los dedos pulgares y manos en determinados puntos del cuerpo, donde se encuentran los meridianos, con el fin de armonizar cuerpo, mente y emociones. Previene y alivia diversas enfermedades. En este masaje el cliente no necesita quitarse la ropa.
- **Ventosas:** es una antigua terapia curativa usada para aliviar el dolor por medio de copas o vasos colocadas en determinadas regiones del cuerpo, realizando una fuerza de vacío o succión que hala la piel hacia arriba, mejorando el flujo de energía en el cuerpo, logrando la sanación.

Patologías
y condiciones comunes

La patología es una rama de la ciencia biológica que estudia el desarrollo de las enfermedades que afectan al ser humano, estructural, bioquímica y funcionalmente. También es la encargada de la clasificación y descripción de las enfermedades.

Es importante conocer algunas enfermedades que pueden verse afectadas o son contraindicadas para el masaje. En este tema solo mencionaremos algunas que debemos conocer, sin intención de ser un médico especializado en esta ciencia, pero es importante aclarar que nuestro objetivo es ser masajistas profesionales con adecuados y amplios conocimientos que se relacionan con nuestra profesión, y que nos permitirán realizar un óptimo y eficaz trabajo, por lo que es muy importante conocer algunas enfermedades y condiciones que puedan interferir en la práctica de un masaje, y, de ser el caso, referir al médico general, que sería el encargado de diagnosticar y recetar el tratamiento.

Los pacientes serán nuestros mejores maestros, por eso la importancia de escuchar y prestar la atención debida a cada uno de ellos. Cada persona es diferente, si alguno de ellos presenta alguna patología, antes de realizar el masaje y tomar una decisión lo mejor es investigar, leer y documentarse, siendo esto uno de los beneficios que nos otorga la profesión. «Estar al día con los temas de salud».

La resucitación cardiopulmonar: también conocida como «reanimación cardiopulmonar», es obligatoria para los masajistas, ya que se trata de una técnica cuyo conocimiento y práctica debe ser dominada por este profesional para salvar vidas en situaciones de emergencias, como ataques cardiacos, ahogamiento, cuando una persona deja de respirar, el corazón deja de latir, entre otros, aunque no solamente debiera ser recomendada para esta profesión, también debería ser obligatoria entre los miembros de una familia, como también enseñar a los niños, a temprana edad, a usar el 911, «Se trata de salvar una vida».

Algunas de las patologías y condiciones que usted debería conocer son las siguientes:

- **Accidentes cerebrovasculares:** conocido como ACV por sus siglas, y también como ataque cerebrovascular, embolia y trombosis cerebrales, sucede cuando se interrumpe el flujo de sangre al cerebro, rompiéndose un vaso sanguíneo, induce la sangre a que se acumule en el tejido cerebral, se identifica por agotamiento, vértigos, desmayos, pérdida del control muscular, pérdida de fuerza en un brazo, del conocimiento, dificultad para hablar, boca torcida o asimetría facial.

Los masajes son contraindicados, se deben evitar, ya que existe la posibilidad de que la persona quede padeciendo otros problemas cardiovasculares, por lo que otras terapias corporales, con autorización médica, tales como la fisioterapia de rehabilitación, pueden ser beneficiosas.

- **Ataques cardiacos**: conocido también como infartos de miocardio, es la interrupción repentina de la sangre al corazón, causada por lo general por la obstrucción (esta se debe a una acumulación de grasa, colesterol y otras sustancias en las arterias), de una arteria coronaria, cuya función es de llevar sangre y oxígeno al corazón.

Los síntomas pueden ser leves o graves, y varían en cada persona, se pueden manifestar con dolor en el pecho, sintiendo presión o una sensación opresiva, algunos pacientes que han pasado por esta experiencia me han comentado que han sentido como si les estuvieran apretando la espalda, causando dolor en el pecho.

Otros síntomas que pueden manifestarse son la fatiga, sudor frío, falta de aire (un cliente me comentó que era tanta la falta de aire que tenía, que no podía levantarse de la cama y solo quería seguir durmiendo, pero sabía que algo extraño pasaba, no era normal lo que sentía), mareos repentinos, dolor en el hombro, espalda, mandíbula, cara, cuello (otro de mis pacientes me comentó que sentía una presión en el pecho. El dolor era muy extraño, sentía que el pecho se lo empujaban hacia la espalda causándole mucho dolor), y náuseas (también el caso, de una cliente que sentía como un pan atorado en el esófago, era molestoso, tenía náuseas, ingería agua y no sentía ningún efecto de mejoría. De repente, empezó un dolor en el brazo izquierdo que recorrió y subió al hombro izquierdo, y en un lapso menor a quince minutos ya sentía dolor en la mandíbula y cara, sospechó que era un ataque al corazón y requirió ayuda al 911. Efectivamente, se trataba de un ataque del corazón, pudo ser atendida a tiempo, evitándose consecuencias graves).

El masaje está contraindicado en personas que recientemente han sufrido de un ataque del corazón, no obstante, cuando se recuperan, y con autorización médica, pueden realizarse el masaje para aliviar el estrés.

• **Calambres:** contracción repentina e involuntaria de un músculo que se manifiesta en las piernas, comúnmente en la pantorrilla, puede ser inofensivo, pero el dolor es muy fuerte, y puede ser causado por el uso excesivo del músculo, mantenerlo en la misma posición por mucho tiempo, falta de agua y de algunos minerales como magnesio, potasio y calcio.

No se realiza masajes en el momento de tener un calambre, pero puede ayudar a desaparecerlo haciendo movimientos contrarios a lo que pudo causarlo, realizando flexión en la parte afectada. Si el calambre se presenta en la pantorrilla no haga movimiento de extensión más bien de flexión (las personas tratan de estirar los dedos de los pies hacia afuera, no haga ese movimiento para calmar el calambre, doble el pie dirección a la rodilla, este movimiento le dará tiempo para ponerse de pie en caso de que el calambre continúe), al desaparecer el calambre puede continuar aplicando manipulaciones de amasamientos y vibraciones.

- **Calambres en la espinilla:** son lesiones molestas y persistentes que afectan a deportistas como tenistas y corredores. Es una condición muy dolorosa que puede durar hasta 8 minutos o más, es asociado con fracturas por estrés o distensión muscular, si este es el caso, el masaje es contraindicado, y en caso de ser leve se puede realizar suave, con precaución.

- **Columna desviada:** la desviación de la columna puede no presentar ningún síntoma y tampoco dolor, se conocen tres tipos:

  - **Escoliosis:** curvatura lateral de la columna con forma de C o S, causando que la cintura o glúteos sean asimétricos.

  - **Lordosis:** es una curvatura hacia adelante, la columna dirigida al estómago.

  - **Cifosis:** es una curvatura abombada en la columna, formando una joroba.

  El masaje es favorable en estos tres tipos de desviación de la columna.

- **Diabetes tipo 1**: conocida antiguamente como diabetes juvenil o diabetes insulinodependiente, por lo general, aparece durante la infancia o adolescencia, puede ser grave y crónica. Es causada por la producción insuficiente de insulina por el páncreas, resultando consecuencias de un metabolismo anormal de carbohidratos grasas y proteínas. Los niveles de azúcar en la sangre y sed excesiva caracterizan esta enfermedad.

Sus síntomas pueden reflejarse en la necesidad de orinar con frecuencia, más de lo habitual, incontinencia urinaria en niños (orinarse la cama, lo que antes no hacían), hambre extrema, adelgazamiento no intencional, aumento de sed (uno de mis pacientes tenía dolores musculares muy fuerte por lo que optó por el masaje, llegó a la sesión muy agotado, le dije que tomara unos minutos de descanso mientras le ofrecía una botella de agua de 16 oz, al sentirse aparentemente mejor, procedí al masaje, los dolores del cuerpo no mejoraban, al contrario aumentaban y el cliente nuevamente tenía sed, le di otra botella de agua de 16 oz y la tomó de una forma desesperada, algo estaba sucediendo, inmediatamente nos comunicamos al 911, y efectivamente eran complicaciones causadas por la diabetes).

El masaje puede ser saludable, eliminando el estrés, lo que bien puede lograr estabilizar los niveles de azúcar en la sangre y mantener una circulación saludable.

Un efecto secundario de la diabetes a largo plazo es la presencia de la neuropatía diabética (manos y pies pierden sensibilidad), cuando ocurre esto se debe tener precaución en la sesión de masaje, puede ser que la presión aplicada por el masajista, el cliente no la sienta, pero puede sentir dolor inmediatamente al terminar el masaje, si su cliente padece de esta condición, se puede masajear muy suave, empezando en los dedos de los pies y terminando en el talón (de abajo hacia arriba, en dirección al corazón). De no contar con información suficiente de la enfermedad, es mejor que evada esta región del cuerpo.

Otra condición relacionada con la diabetes es la hinchazón de los pies o las manos, si esto ocurre, es recomendado el masaje linfático.

- **Distención:** es un desgarro en una fibra muscular, se diferencia de un **esguince**, que es el que ocurre en el tendón. Son similares, de rápida recuperación, lo primero que se debe hacer en estos casos es guardar reposo, hielo, compresas y elevación, después de unos días se puede proceder al masaje para contribuir con la movilización muscular y eliminar toxinas y residuos de los tejidos promoviendo la cicatrización y aumentar los movimientos.

- **Dolor de cabeza:** conocido también como «cefalea», son molestos y raramente son un problema grave, su duración puede ser de un minuto, horas y días, ocurren en diferentes áreas de la cabeza, y puede ser leve a intolerable. Se clasifican en varios tipos, los más comunes son: dolor de cabeza por tensión muscular (se originan en los músculos del cuello y la cabeza), cefalea vascular (migrañas, sinusales), **cefaleas en racimos**, se desconoce sus causas, es posible que sea por consumo de alcohol o tabaco, cambios de presión atmosférica o cambios de los patrones de sueño. El masaje en estos casos no es contraindicado, pero si el dolor de cabeza es causado por infecciones, lesiones en el sistema nervioso central o alguna enfermedad, es contraindicado.

- **Edema:** es una inflamación causada por la acumulación de líquido en el **espacio intersticial** (espacio entre las células). Es muy evidente en las regiones de los pies, tobillos y las piernas, conocido con el nombre de «edema periférico», es el más común, puede ocurrir cuando realiza viajes o vuelos de larga duración, o cuando se está de pie por mucho tiempo, por lo que es posible que presente hinchazón por retención de agua temporal en las áreas antes mencionadas, causando leves molestias, lo que tiende a desaparecer por sí solo, de ser el caso, le ayudará elevar las piernas.

Muchas mujeres pueden experimentar edema periférico durante la menstruación, y por el uso de pastillas anticonceptivas, generalmente es inofensivo, otra causa puede ser deficiencia de proteínas, desequilibrio de sodio y potasio, que requieren de una buena alimentación y, por último, se encuentran lesiones menores que durarán unos cuantos días para su recuperación.

En los casos de edema, el masaje tradicional es contraindicado. El masaje linfático es beneficioso por las maniobras usadas de presión suave y rítmica, sin embargo, se debe conocer con anticipación las causas del edema, ya que existen casos donde el edema puede ser una afección crónica, causado por desequilibrio químico como enfermedad hepática, problemas renales, desnutrición o toxemia en el embarazo, donde el masaje linfático puede estar contraindicado.

- **Esclerosis múltiple:** enfermedad del sistema nervioso, crónica y degenerativa, afecta el cerebro y la médula espinal, daña la **mielina** (capa o vaina encargada de recubrir las fibras nerviosas), causando una interrupción entre el cerebro y algunas partes del cuerpo. Aparece en la edad adulta temprana, causando debilidad, pérdida de coordinación muscular, disfunción de la vejiga y visión borrosa.

Se recomienda masaje en las primeras etapas, ayudando a mantener la elasticidad, aliviar los espasmos musculares y mejorar la función inmunológico. El cliente se sentirá optimista al recibir masajes y esto lo incitará a la ejercitación por sí mismo, debido a que el masaje proporciona sensación de bienestar, sin embargo, hay que tener cuidado en las etapas agudas, ya que el cliente seguirá sintiendo deseos de mejorar la movilidad, pero este esfuerzo puede causar espasmos musculares que son muy dolorosos.

- **Espondilosis:** también conocida como osteoartritis o artritis vertebral, esta enfermedad está relacionada con el envejecimiento, es degenerativa y progresiva en los discos intervertebrales, se clasifica según la región de la columna:
  - **Espondilosis cervical:** causa dolor de cabeza, cuello y hombros.
  - **Espondilosis lumbar:** afecta la espalda inferior o espalda baja.
  - **Espondilosis dorsal:** causa dolor en la zona torácica, originada por malas posturas y trabajos muy pesados, por largos períodos de tiempo.

  Las técnicas usadas por el quiropráctico son recomendadas, complementando con el masaje para ayudar a corregir anomalías inferiores de la columna.
- **Fibromialgia:** es una enfermedad dolorosa y constante en diferentes regiones del cuerpo, siendo la presencia del dolor crónico y continuo, ocurre en músculos y articulaciones, por lo que un masaje suave puede ser de gran beneficio, con vista en que los síntomas están relacionados con los músculos. No se puede exceder en el masaje para no sobrecargar el sistema nervioso aumentando o creando fatigas.
- **Fiebre:** es el aumento de la temperatura del cuerpo, por lo general, ocurre a causa de infecciones, los

síntomas pueden ser sudoración, dolor de cabeza, dolores musculares y pérdida del apetito. La temperatura en condiciones normales es de 98.6°F o 37°C. Se puede decir que no es una enfermedad, más bien es una reacción del sistema inmunitario debido a la invasión de **patógenos** (agentes infecciosos que pueden provocar enfermedades), o también podemos decir que la fiebre es un aumento de temperatura en el cuerpo para la defensa de este, combatiendo contra infecciones.

El masaje es contraindicado, el cuerpo se encuentra destruyendo y aislando virus o bacterias y el masaje puede regar los patógenos en todo el cuerpo.

- **Fracturas:** es la ruptura total o parcial del tejido óseo o hueso. Existen muchas clases de fracturas óseas, se mencionan las siguiente:
  - **Fractura abierta:** el hueso sobresale a través de la piel.
  - **Fractura completa:** el hueso se rompe en dos partes.
  - **Fractura simple:** el hueso se rompe en una parte, y permanece en su posición sin desplazarse.
  - **Fractura conminuta:** el hueso se rompe en más de dos partes, y se desprende en muchos pedazos, se astilla como un vidrio, y también se conoce como «fracturas con fragmentos».
  - **Fractura tallo verde:** el hueso se rompe sin separarse, es una fractura incompleta, solo uno

de los lados del hueso se rompe quedando este doblado. Es algo similar a cuando una rama de un árbol se rompe y aún queda pegada al árbol. Ocurre mayormente en los niños.

– **Fractura de estrés:** no es muy común, pero ocurre en movimientos repetitivos, poco a poco se debilita la estructura ósea hasta que ocurre la fractura causada por la debilidad.

El masaje es contraindicado donde se encuentra la lesión, desde el momento inicial de la fractura hasta su recuperación, pero si se puede realizar el masaje en otras partes del cuerpo para incrementar la circulación y promover una pronta sanación, también se puede frotar suavemente, sin lastimar la región afectada con alguna crema, loción o aceite recomendado por el médico.

• **Glándulas inflamadas:** los ganglios linfáticos filtran la linfa, las cuales se hinchan en contestación a una infección y tumores. Los ganglios linfáticos se encuentran en todas partes del cuerpo, incluyendo, debajo de la mandíbula, axilas, en cada lado del cuello, en cada lado de la ingle y por encima de la clavícula.

El masaje linfático es excelente para ayudar al cliente, si es que padece de esta condición, realizando el masaje muy cerca de donde se encuentra la inflamación, infecciones en el oído, resfriado, gripe, diente infectado, faringitis, pueden causar inflamación de los ganglios linfáticos de la cabeza, si estas condiciones las padece su cliente, y se siente muy cansado, evite el masaje, particularmente colegas muy cercanos me han dado un masaje con aceites esenciales, cuando el resfriado está en su etapa final y como resultado me he sentido mejor por la liberación de toxinas, recuperando la energía perdida durante el resfriado.

El cáncer, cuando se propaga en el cuerpo, puede causar que los ganglios se inflamen, en estos casos la tasa de sobrevivencia es muy escasa, puede realizar el masaje podal y masaje en la cabeza con consentimiento médico, y solo con la intención de relajar al enfermo, y pueda descansar por tiempos más prolongados. Para realizar este masaje debe meditar antes, elevar oraciones y pensamientos, comprender y entender la razón de la vida, prepare sus emociones sentimentales, eleve su fe, de lo contrario podría ser contraproducente para ambas partes.

- **Hematoma:** el hematoma superficial, conocido popularmente como «moretón», es causado por la acumulación de fluido sanguíneo, se ocasiona cuando se rompe un vaso capilar, es contraindicado el masaje en el área, pero se puede realizar un masaje suave alrededor de este cuando ya han ocurrido dos días, lo que ayudará a descomponer los desechos circundantes. Nunca trabaje directamente en el hematoma.

- **Hipertensión:** también conocida como «presión arterial alta», es la elevación persistente de la presión sanguínea en las arterias. En esta condición circulatoria, el masaje es beneficioso especialmente para controlar el estrés, cuando la presión arterial es crónica, es contraindicado, debido a que el masaje puede aumentar la presión arterial, y solo disminuye cuando se termina el masaje, esto último debemos tenerlo muy en cuenta.

- **Hodgkin (linfoma de Hodgkin):** es un tipo de cáncer de la sangre o linfoma que afecta el sistema linfático. La enfermedad de Hodgkin también es una afección en la que los linfocitos o células de los ganglios se multiplican sin control se presenta en personas adolescentes y adultos jóvenes. Este tipo de cáncer es muy tratable, con la quimioterapia y radioterapia el 75 % de las personas que padecen esta enfermedad se curan.

En algunos casos es tratable el masaje, si el médico recomienda el masaje, opte por el masaje sueco o drenaje linfático, pero el masaje de tejido profundo es contraindicado. Para las personas que se han recuperado de cáncer tras varios años, el masaje es apropiado.

- **Linfangitis:** solamente se puede realizar el masaje en esta enfermedad cuando los síntomas desaparecen por completo, por lo tanto, el masaje es contraindicado para todo tipo de enfermedad. Esta enfermedad se deriva de una infección aguda de la piel, esta hace que se inflamen los vasos linfáticos.

La bacteria que causa linfangitis puede propagarse al torrente sanguíneo envenenando la sangre, causando graves problemas que pueden ser mortales.

- **Osteoporosis:** los huesos se debilitan volviéndose porosos, sujetos a fracturas especialmente en la cadera, espina vertebral y muñecas, a causa del trastorno endocrino, falta de calcio y otros componentes. Son más propensas las personas mayores, mujeres postmenopáusicas, y también por el uso de esteroides a largo plazo. El masaje debe ser muy suave para calmar el dolor producido por esta afección.

- **Parálisis de Bell:** es una parálisis flácida originada por algún problema nervioso que afecta los músculos de un lado de la cara, se desconoce su causa y se cree que se debe a la inflamación del nervio facial o séptimo nervio craneal, puede durar de 8 a 10 semanas, y sus síntomas pueden ser pérdida del sentido del gusto, producción excesiva o escasez de lágrimas y saliva, dolor de cabeza, caída de un lado de la cara, boca y sonrisa asimétrica.

  El masaje y la acupuntura puede ayudar a mantener la flexibilidad y mejorar los músculos de la cara afectados, pero es importante conocer el daño nervioso ocurrido, para determinar que el masaje no es contraindicado.

- **Parkinson:** es una enfermedad donde las células de la sustancia negra en el cerebro, que producen dopamina, se degeneran.

- **La dopamina** es un neurotransmisor que asiste al cerebro para regular movimientos y emociones, los síntomas presentados son: depresión, fatiga, rigidez de las extremidades, temblor de la mano en reposo, pie y cabeza en reposo, a medida que avanza la enfermedad el paciente tiende a arrastrar los pies y su voz se vuelve pesada o monótona.

El masaje se debe hacer con precaución y bajo supervisión médica, se han observado que pacientes con Parkinson que han obtenido beneficios como alivio en la rigidez de las articulaciones y músculos. Debe ser muy cuidadoso y proteger la seguridad física del cliente que no se puede mover con independencia y tampoco pueden controlar el equilibrio.

- **Puntos de gatillos:** son zonas hiperirritables del tejido muscular muy tenso, se trata de un nódulo o nudos dolorosos, intensos, que envían tantas señales de dolor a la médula espinal, que la misma se involucra, se confunde y da la impresión al cerebro de que el dolor proviene de otra parte. El masaje con presión suave a mayor sostenida en el nódulo afloja la fibra muscular, activando la circulación en el área, enviando mensajes de relajación a la médula. El dolor no siempre proviene de donde se siente, se puede originar en otro lado del cuerpo.
- **Síndrome de fatiga crónica:** enfermedad viral que se parece a la gripe, con síntomas como dolor de garganta, inflamación de las glándulas linfáticas, fiebre baja, dolor de cabeza y muscular. Su causa puede deberse a la anemia e hipoglucemia (niveles bajos de azúcar en la sangre). El tratamiento principal es hacer cambios de vida, atender a su cuerpo, reducir estrés, acompañado de masajes.

- **Tortícolis:** es una contractura o espasmo unilateral de los músculos cervicales, los principales síntomas son incomodidad, molestia y dolor para realizar la flexión y rotación de la cabeza. Si no hay inflamación, se puede realizar el masaje, pero antes use compresas calientes que colaboran al aflojamiento de los músculos. Se debe trabajar con la cooperación medica del paciente.

- **Trastornos psicológicos:** también conocido como «trastornos mentales», es un patrón de síntomas de comportamiento que afectan la vida de una persona, en ciertos casos, interfieren causando incomodidad en las personas que lo rodean, bien sea en el trabajo, en el hogar, con los vecinos, creando malestar emocional..., es importante aclarar que no tiene nada que ver con la locura, los más comunes son:

  - **Ansiedad:** es un estado emocional que presenta cambios somáticos (sentir síntomas que no existen), cuando es excesiva y duración prolongada se considera patológica.

  - **Estrés:** se considera como un conjunto de reacciones fisiológicas que demuestran en la persona cuando sobrelleva un estado de tensión nerviosa, causado por circunstancias laborales o personales, puede ser estrés agudo donde desaparece la alteración en corto tiempo o estrés crónico, que provoca disminución de la inmunidad frente a infecciones, dolores de cabeza, inapetencia sexual, alteraciones de peso, aumento o disminución de sueño.

– **Depresión:** es un trastorno anímico que puede ser ocasionado por nostalgia, pesimismo, abandono, en general, falta de motivación por la vida. En este trastorno emocional su principal signo es la tristeza.

El masaje es una herramienta clave en trastorno mentales, como lo hemos visto repetidas veces en diferentes temas de este libro, donde el principio fundamental es mantener la salud, por medio del contacto en la piel, beneficiando y desarrollando una imagen de estado de bienestar y equilibrio mental, por lo tanto, el masaje es indicado para la mejoría de trastornos psicológicos, exceptuando si son casos crónicos, que deben dirigirse al psicólogo, siquiatra o su médico general para que le indique lo más apropiado para el mejoramiento del trastorno.

• **Venas varicosas:** son venas agrandadas o hinchadas, causado por la retención de sangre, más de lo habitual, y sobresalen de la piel dando un color morado o azul oscuro, generalmente se forman en las piernas. Esta condición sucede porque las **válvulas unidireccionales** (se abren y cierran para mantener el flujo de sangre hacia el corazón) se rompen y la sangre se estanca, estirando las paredes de las venas, por lo que, en casos extremos, el masaje es contraindicado en las venas y en las partes distal a estas. Solamente se puede hacer un masaje muy suave sin hacer presión, más